临床诊疗指南

肠外肠内营养学分册

（2008 版）

中华医学会　编著

人民卫生出版社

图书在版编目(CIP)数据

临床诊疗指南·肠外肠内营养学分册(2008 版)/
中华医学会编著.—北京:人民卫生出版社,2009.1
ISBN 978-7-117-10845-4

Ⅰ.临… Ⅱ.中… Ⅲ.①临床医学-指南②临床营养-指南 Ⅳ.R4-62

中国版本图书馆 CIP 数据核字(2008)第 175882 号

门户网：www.pmph.com	出版物查询、网上书店
卫人网：www.ipmph.com	护士、医师、药师、中医师、卫生资格考试培训

策划编辑 杜 贤 姚 冰
周春桃 刘 盛
兰 南 刘艳梅
责任编辑 刘艳梅 贾晓巍
封面设计 郭 淼
版式设计 李秋斋

临床诊疗指南
肠外肠内营养学分册
(2008 版)

编　　著：中华医学会
出版发行：人民卫生出版社（中继线 010-59780011）
地　　址：北京市朝阳区潘家园南里 19 号
邮　　编：100021
E - mail：pmph @ pmph.com
购书热线：010-59787592 010-59787584 010-65264830
印　　刷：北京虎彩文化传播有限公司
经　　销：新华书店
开　　本：787×1092 1/16 印张：8.25
字　　数：152 千字
版　　次：2009 年 1 月第 1 版 2023 年11月第 1 版第11次印刷
标准书号：ISBN 978-7-117-10845-4/R·10846
定　　价：23.00 元
打击盗版举报电话：010-59787491 E-mail：WQ @ pmph.com
（凡属印装质量问题请与本社市场营销中心联系退换）

内 容 提 要

本书系中华医学会肠外肠内营养学分会依据中华医学会的指示，组织志愿参加本工作的多学科的全国有关的专家和各层次的热心的医护工作者，经过多次共识会议编写而成的2006版的补充和修正版。2006版按照循证医学原理、参照国际通用的证据和推荐标准、结合临床工作需要，制定了分会的推荐意见分级体系，2008版继续使用。

从指南2006版发表前后至今，作者们已经收集到许多解读、分析和改进的意见，按第一届分会常委会的决定，在2008版中得到补充和修正。内容包括：编写指南的“指南”、营养素需要量、营养风险筛查、营养输注系统、各种疾病营养支持适应证和附件等，也含有部分规范内容。

序

在卫生部的领导和财政部的支持下，中华医学会、中华口腔医学会和中华护理学会组织了50多个专科分会的医学专家和学者编写出版了这套《临床技术操作规范》与《临床诊疗指南》。这是我国医疗卫生工作中的一件具有里程碑意义的大事。我为此感到由衷的高兴，并表示热烈祝贺。

当前医学科学技术迅猛发展，新理论、新技术、新设备不断涌现，医学模式的转变，人口的老龄化，疾病谱的变化为临床医学提供了新的发展机遇，也带来新的挑战，对临床医务人员提出了新的更高的要求。《临床技术操作规范》与《临床诊疗指南》总结了我国医学专家多年的临床实践经验，凝聚了我国老、中、青三代医务人员的智慧，同时吸纳了循证医学证实了的医学科技进展。《临床技术操作规范》与《临床诊疗指南》的出版适应了当代发展的需求，将进一步指导和规范医务人员的诊断、治疗、护理等业务工作行为，有章可循。广大医务工作者要认真学习、执行《临床技术操作规范》和《临床诊疗指南》，为人民群众提供高质量的医疗服务。这必将对提高医疗质量，保障医疗安全发挥重大的作用。《临床技术操作规范》与《临床诊疗指南》的出版发行也为卫生行政部门加强医疗服务的监管提供了科学的依据。

编写《临床技术操作规范》与《临床诊疗指南》是一项艰巨浩大的工程。参加编写的专家来自全国各地，有已为我国医疗卫生事业做出重要贡献的老一辈专家，也有在医、教、研领域担当重任的中年学者，还有冉冉升起的医学新星。在编写过程中，专家们尽心尽责，严肃认真，保证了《临床技术操作规范》与《临床诊疗指南》的科学性和可操作性。我代表卫生部并以我个人的名义对中华医学会、中华口腔医学会、中华护理学会和各位编写专家表示衷心的感谢。

现代医学科技发展日新月异，循证医学成果推陈出新。《临床技术操作规范》与《临床诊疗指南》第一版难免存在不足。中华医学会、中华口腔医学会和中华护理学会要结合新成果和广大医务工作者对第一版提出的不足之处，对《临床技术操作规范》与《临床诊疗指南》定期修订，使其日臻完善。

卫生部部长

2008年12月2日

序

在国家卫生部的重视和领导下，中华医学会组织编写的《临床诊疗指南》出版了。这是继《临床技术操作规范》出版后，我国医疗卫生管理界的又一项开创性的出版工程。这部旨在指导全国广大医务工作者临床诊疗行为的巨著的成功出版，是全国军地医疗卫生界数千名专家教授精诚合作的成果。我谨代表全军广大卫生人员，向为本书编写和出版工作付出辛勤劳动的军地医学专家、中华医学会和人民卫生出版社，致以崇高的敬意和衷心的感谢！

出版与《临床技术操作规范》相配套的《临床诊疗指南》，是加强医院科学化管理、保证正常医疗秩序、提高医疗工作质量的前提。随着当代医药科技的迅猛发展，信息技术、生物技术和其他高新技术在各领域的广泛应用，临床诊疗新理论、新技术、新方法不断涌现，医学学科之间、医学学科与人文社会学科之间也广泛相互渗透、影响，形成了一大批引人注目的医学新学科。同时，人口的老龄化、疾病谱的变化、全民卫生保健意识的不断增强，特别是随着国家医改的逐步深入，对广大医务工作者的临床诊疗技术和执业能力提出了更高的要求。学习新理论，掌握新技术，不断提高诊治水平，是军地广大医务人员所面临的共同任务，更是提高我国医疗事业整体水平的紧迫需要。

中华医学会组织编写的这部《临床诊疗指南》，全面、系统地介绍了医学科学的最新进展，既有科学可靠的临床诊断标准，又有优化先进的临床治疗方案，充分体现了科学性、先进性、权威性的有机统一，这部巨著的出版，对于加强军队医院科学化管理，保证正常医疗秩序，提高医疗工作质量，确保医疗安全，都具有重要的指导意义。我希望，军队各级医疗机构以及全体医疗工作者，在严格执行《临床技术操作规范》的同时，重视抓好《临床诊疗指南》的学习和使用。以一流的业务技术，一流的医疗质量，一流的服务水平，为广大患者提供更优质的服务，为繁荣我国军地卫生事业，不断做出更大的贡献。

总后勤部卫生部部长 张雁灵

2008年12月

前　言

《临床诊疗指南》是由国家财政部支持、卫生部领导、中华医学会组织编写的指导全国临床医务人员诊断治疗行为的第一部医学学术巨著。

现代临床医疗工作随着信息技术、生物技术和其他高新技术的发展和应用，临床新技术不断涌现，各相关学科的专业分化和交叉更加明显，对疾病的预防、诊断、治疗和转归、康复的认识更加深入，推动着临床医疗事业日新月异的向前发展。尤其是近年发展起来的循证医学采用信息技术，经过大样本的分析研究，在取得充分可靠证据的基础上，提出科学可靠的诊疗方案，实现优化的临床诊断治疗。人类疾病纷繁复杂，病人的病情千变万化，探求疾病预防、诊断、治疗、转归、康复的规律，是对广大医务人员的挑战，更是面临着新的发展机遇。

随着我国社会主义市场经济和社会事业的协调发展，人民生活水平的不断提高，对医疗服务的质量和水平提出了愈来愈高的要求。医务人员必须具备全面的医学理论知识、熟练的医疗技术操作能力、丰富的临床实践经验和良好的医德；要不断更新知识和技术，提高临床诊断治疗水平才能胜任临床医疗工作；要在医疗过程中对每一个病人进行连续、严密的观察，及时准确地做出分析、判断和处理，提供规范化服务。

为了满足广大医务人员学习提高业务水平的需要，对医务人员临床诊断、治疗工作进行具体的指导，使诊疗行为有章可循、有据可依，以有利于提高医务人员的综合素质，提高医疗服务的质量，有利于加强医疗工作的管理，有利于提高人民群众的健康水平，制定符合我国国情的临床诊断治疗指南，成为我国医疗事业发展过程中的一件大事。正是基于这样的考虑，在国家财政部的支持下，卫生部委托中华医学会组织专家编写了《临床诊疗指南》。

自2001年开始，《临床诊疗指南》在卫生部的领导下，中华医学会牵头组织了中华口腔医学会和临床专业密切相关的56个专科分会，由数千名专家教授历经4年编写而成。《临床诊疗指南》内容丰富翔实，具有科学性、权威性、先进性、指导性的鲜明特点，供全国各级医疗机构及其医疗专业人员在临床医疗工作中参照使用。大家在实践中如发现有什么问题或意见和建议，希望能及时反馈给中华医学会，以便再版时进行修订。

《临床诊疗指南》按学科以分册的形式将陆续出版发行。

中华医学会
2004年9月

临床诊疗指南

领导小组名单

组　长　陈　竺

副组长　黄洁夫　王国强　马晓伟　陈啸宏　刘　谦　尹　力
　　　　张雁灵　陈新年　钟南山

成　员（以姓氏笔画为序）
　　　　巴德年　王正国　王　羽　王忠诚　王海燕　王澍寰
　　　　史轶蘩　白书忠　买买提明·牙生　刘彤华　刘　俊
　　　　刘雁飞　庄　辉　朱晓东　汤钊猷　祁国明　吴孟超
　　　　吴明江　吴咸中　张震康　李兰娟　李秀华　沈倍奋
　　　　邱贵兴　陆道培　陈可冀　陈洪铎　陈香美　金连弘
　　　　胡亚美　郝希山　郭应禄　顾玉东　高润霖　韩济生
　　　　韩晓明　戴建平　魏于全

领导小组办公室

主　任　张宗久　韩晓明（兼）

副主任　赵明钢　姜永茂

临床诊疗指南

编辑委员会名单

临床诊疗指南·肠外肠内营养学分册

编写说明

虽然1965年中国就有了试探性肠外营养临床应用，到1971年有比较规范的肠外营养支持，到1974年又有比较规范的肠内营养支持。但20世纪70—80年代的临床病例仍然很少，几乎全是有营养不良（不足）的患者，所以当年应用肠外肠内营养的适应证问题不明显。

到2004年，根据推算（肠外营养以一瓶脂肪乳和两种氨基酸为一天消耗量，6天为1例）（使用肠内营养以1500大卡入量为一天，6天为一例），肠外营养应用已经高达150万例/年。肠内营养15万例/年。2007年，肠外营养的应用增加到239万例/年，肠内营养的应用增加到31万例/年。2008年前半年，肠外营养127万例/半年，肠内营养18万例/半年。如此众多的患者的应用，客观上进入了需有适应证及有关内容的指南。

2004年12月分会成立后第一次常委会时，决定成立营养风险筛查的协作研究组，调查研究大城市大医院和中小医院（分两阶段）的营养风险和营养支持应用情况。

2005年初起，按照卫生部和中华医学会总会的指示，分会以指南和规范为学术工作的重要主题之一。

有营养风险的患者，结合临床，就可能分出是否需要营养支持。

根据营养风险筛查（Nutrition Risk Screening，NRS）第一阶段的资料，在大城市大医院的普外患者中，营养不良（不足）的发生率只有10.1%左右，在某些地区应用营养支持的患者已经超过有营养风险的患者，即在某些医院出现了过度应用。另外，消化内科的营养不良（不足）的发生率达12.4%高于外科，但应用营养支持的患者明显低于应该应用的患者，即应用不够。

曾在国内广泛流传的目前住院患者存在高达70%营养不良、给予营养支持能够"普遍获得效果"的想象，已经逐步被临床调查研究的证据所更新。

1991年《新英格兰医学杂志》（New England Journal of Medicine）发表的随机对照研究发现，术前无营养不良（是指营养不足，不包括肥胖）的手术患者接受肠外营养其临床结局并无改善，感染并发症的发生率更高。该研究是第一次对应用肠外营养在"临床上普遍有益"的观念提出了挑战。

欧洲肠外肠内学会(ESPEN)在21世纪成立的工作小组分析了近20年来发表的128个随机对照研究(Randomized Controlled Trial,RCT)来分析和评价营养支持的有效性,制定出营养风险筛查(Nutrition Risk Screening 2002,NRS 2002)的方法。这是国际上第一个采用循证医学资料开发的营养风险筛查工具。

下面的柱型图传达两部分的信息。第一部分信息是:有营养风险的患者接受营养支持可能受益的机会多,所以有适应证。第二部分信息是:即使是有适应证的患者接受营养支持后,目前的证据表明大部分患者得到改善结局的益处,但不是全部患者都得到改善结局的益处。

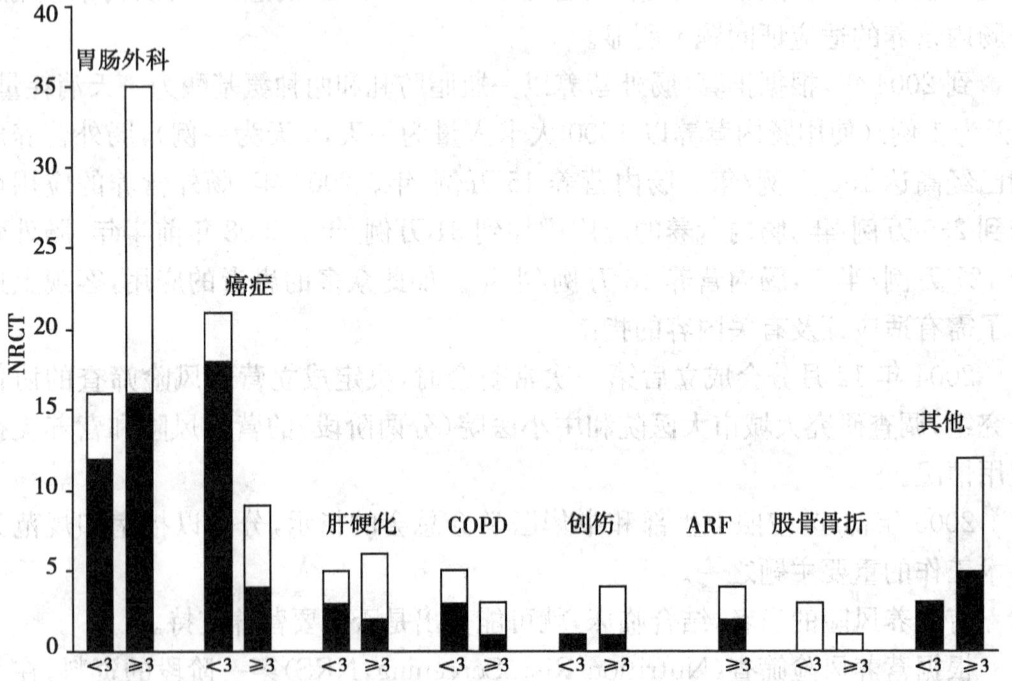

此图通过128个随机对照临床研究资料分析来绘制的(作者Kondrup医师同意引用此图)

纵轴:随机对照临床研究(RCT)研究报告的个数(Number of RCT,NRCT)

横轴:以疾病为亚组,将RCT按照其患者是否有营养风险(NRS评分≥3分)分成两类

GI surg 胃肠外科,Cancer 肿瘤,Cirrhosis 肝硬化,COPD 慢性阻塞性肺病,Trauma 创伤,ARF 急肾衰,Femur 股骨骨折,Misc 其他

白色柱:营养支持改善结局,患者受益

黑色柱:营养支持没有改善结局,患者没有受益

上图表示肠外肠内营养应用于有营养风险的患者(NRS评分≥3分),改善结局临床结局(并发症发生率降低、住院时间减少等)的报告多于没有改善结局

(患者没有受益)的报告。而在没有营养风险(NRS评分<3分)的患者接受肠外肠内营养支持,其则相反。该图表明,不能笼统地认为给营养支持对所有患者都是有益的。

2006版指南出版前后到现在,我们收集了近两年来的反馈和收集了国内外部分有关信息。第一届常委会第7次会议决定补充和修正上一版指南,“编写支持小组”继续遵循证医学原理,组织多学科的老、中、青专家和各级医护人员合作补充和修正,同时补充了部分随机对照临床研究的中文文献。经第一届常委会2008年7月第8次会议(最后一次常委会)通过后完成。

希望2008版的出版能够使“指南”进一步扩大应用于指导临床实践。分会的同道也将继续解读、推广和收集不同意见,适时更新。感谢中华医学会领导和人民卫生出版社同道的指导和协助,本书将与国内同道见面。由于我本人能力有限,核对不够,疏漏之处可能较多,敬请各位不吝指正。

肠外肠内营养学分会第一届主任委员

蒋朱明

2008年7月6日

临床诊疗指南·肠外肠内营养学分册

编著者名单

主　编　蒋朱明　教授　中国医学科学院北京协和医院

副主编　蔡　威　教授　上海交通大学医学院附属新华医院

张澍田　教授　首都医科大学附属北京友谊医院

韦军民　教授　卫生部北京医院

朱　峰　教授　中国医学科学院北京协和医院

韩春茂　教授　浙江大学医学院附属第二医院

编　委（以姓氏拼音排序）

蔡东联	主任营养医师	第二军医大学长海医院
蔡　威	教授	上海交通大学医学院附属新华医院
曹伟新	教授	上海交通大学医学院附属瑞金医院
陈良安	教授	解放军总医院
陈鄢津	副主任医师	天津市南开医院
崔丽英	教授	中国医学科学院北京协和医院
陈　伟	主任营养医师	中国医学科学院北京协和医院
董光龙	教授	第四军医大学西京医院
韩春茂	教授	浙江大学医学院附属第二医院
蒋朱明	教授	中国医学科学院北京协和医院
江　华	主治医师	四川大学华西医院
刘晓红	教授	中国医学科学院北京协和医院
刘　洋	副主任护师	北京大学人民医院
李雪梅	教授	中国医学科学院北京协和医院
李冬晶	教授	中国医学科学院北京协和医院
牛玉坚	副主任医师	武警总医院
石　俊	教授	延边大学医学院附属医院
石　莹	主任医师	上海市第十人民医院
宿英英	主任医师	首都医科大学附属北京宣武医院

田宇彬	教授	青岛医学院附属医院
汤庆娅	主任医师	上海交通大学医学院附属新华医院
陶晔璇	副主任医师	上海市儿科医学研究所
吴肇汉	教授	上海复旦大学中山医院
韦军民	教授	卫生部北京医院
夏　宁	教授	广西医科大学第一附属医院
许　媛	教授	首都医科大学附属北京同仁医院
于　康	副主任营养医师	中国医学科学院北京协和医院
朱明炜	主任医师	卫生部北京医院
朱　峰	教授	中国医学科学院北京协和医院
詹文华	教授	中山大学附属第一医院
张澍田	教授	首都医科大学附属北京友谊医院
周业平	主任医师	首都医科大学北京积水潭医院
张小田	副教授	首都医科大学北京肿瘤医院

编写支持小组

蒋朱明　江　华　张小田　于　康　李雪梅　谢海雁　陶晔璇

目　　录

第一章　制定指南的“指南”…………………………………… 1

第二章　成人营养素需要量 …………………………………… 11

第三章　住院患者营养风险筛查 ……………………………… 16

第四章　肠外营养素 …………………………………………… 21

第一节　氨基酸 ……………………………………………… 21

第二节　脂肪乳 ……………………………………………… 23

第五章　营养支持输注系统 …………………………………… 28

第一节　肠内营养管饲途径 ………………………………… 28

第二节　肠内营养输注泵 …………………………………… 31

第三节　肠外营养输注途径 ………………………………… 34

第六章　疾病营养支持 ………………………………………… 41

第一节　术后糖、电解质输液……………………………… 41

第二节　围手术期肠外营养 ………………………………… 45

第三节　围手术期肠内营养 ………………………………… 49

第四节　危重病 ……………………………………………… 56

第五节　成人烧伤 …………………………………………… 62

第六节　胰腺炎 ……………………………………………… 65

第七节　短肠综合征与胃肠道瘘 …………………………… 68

第八节　炎性肠病 …………………………………………… 69

第九节　肝脏疾病 …………………………………………… 73

第十节　肝移植 ……………………………………………… 77

第十一节　心血管疾病 ……………………………………… 81

第十二节　神经系统疾病 …………………………………… 82

第十三节　糖尿病 …………………………………………………… 88
第十四节　恶性肿瘤 ………………………………………………… 91
第十五节　肾功能不全 ……………………………………………… 96
第十六节　艾滋病……………………………………………………… 100

附录　营养风险筛查实用表格(2008 版) ………………………………… 109

第一章　制定指南的“指南”

引言（2004-12 至 2008-6 的历程）

中华医学会肠外肠内营养学分会（Chinese Society of Parenteral and Enteral Nutrition，CSPEN）于 2004 年 12 月在北京成立。

作为一个多学科的学术群众团体，肠外肠内营养学分会的愿景（vision）是倡导循证应用肠外肠内营养、促进团队管理、开展规范的培训和对患者的教育、适当开展与发达国家的学术交流，为提高我国肠外肠内营养的学术水平和合理应用提供有依据的支持。目标是为患者提供安全、有较好的“效价比”的营养支持、使患者受益。

编写、制定与推广临床指南和规范是实现上述愿景和目标的重要途径。

指南定义为：按照循证医学原则，以当前最佳证据为依据，按照系统和规范方法，在多学科专家、各级医院的临床医师、营养师、药师、研究人员和护理人员合作下达成的共识。

本指南的宗旨是为临床医师、营养师、护理工作者、药剂师在特定临床条件下，制定肠外肠内营养支持方案（计划）提供有依据的帮助，并为卫生政策的制定者提供决策依据。

2005 年 1 月至 9 月，是我们制定指南的初级阶段。

在总会学术部的指导下，2005 年初“分会”正式邀请全体常委会成员参加指南与规范有关工作，也邀请部分有关专家和导师指导我们的工作。反馈表示愿意参加此工作的常委会成员、国内有关高年专家和导师、加上中青年同道共同组成编写委员会（见后）。

编写委员会的专家（包括儿科、内科、外科等多学科专家）按照循证医学原则，经过参比国内国外的临床研究报告和肠外肠内营养学适应证指南，初步完成了“适应证指南”，并由蔡威代表编写委员会在同年 9 月的“第一届全国临床营养周”（即第一届年会）上介绍。

介绍后，参会代表通过各种渠道提出许多改进意见，编写委员会接受了有益的意见，做了修正和补充，于当年 12 月完成了 2005 年的“指南”系列一：

住院患者肠外营养支持的适应证。

虽然此“肠外营养支持的适应证”的范围窄，只有总适应证的内容，但仍然受到业者的重视。先后在《中国临床营养杂志》、《中华医学杂志》和《中华外科杂志》三本杂志登载，受到国内同行的关注。

一、2006版指南的制订、2008版指南的补充和修订

（一）2006版指南的制订

在2005年适应证指南的基础上，2006年1月就启动了“指南”有关的国内国外文献复习工作，在不同场合广泛听取和收集国内同行意见和建议。

2006年4月，召开了2006版指南第一次“共识工作会议”，讨论重症患者应用营养支持的适应证共识。2006年5月，在武汉召开了第二次“共识工作会议”，讨论血管入径（vascular access）、胃肠道入径（G-I access）和营养液输注系统问题，并达成共识。裘法祖出席了该次会议，并且就指南编写的意义和方向做了指导，建议要及时开展解读、推广和定期修订工作。

来自肠外肠内营养学、儿科、外科、内科、护理、肿瘤科、烧伤科等专业的专家和特邀二级医院的医师和护士等52人，组成8个编写组，分别进行指南草案的制定和修订工作。

2006年4月至8月间，有七个编写组先后召开了九次“共识”会议。就本版指南的结构、证据分级和推荐意见分级，以及文献检索策略等方法学问题展开讨论，确定了工作方案，并就完成共识和编写的时间表达成一致。

各组完成的共识提交至编写委员的“支持小组”。由“支持小组”统稿后，征求总指导、总顾问、顾问、指南编委和特邀的二级医院医护人员意见，完成2006版指南（草案）。

指南（草案）于2006年9月召开的常委会上表决通过。经整理，完成2006版指南，2007年初出版。

（二）2008版指南的补充和修订

2006版指南发表后，经过一年多时间的在不同场合的宣讲、解读和实践，得到大量的反馈信息。为处理、研究这些反馈，“指南支持小组”进行了相关工作。

2008年3月 第7次常委会决定补充和修订2006版指南后，2008版“指南支持小组”成立组织了三次“共识工作坊（Consensus Workshop）”和大量的电子通讯联系，先后研讨了有关肿瘤、肾病和AIDS与营养支持的共识问题，也检索了来自中国的有关“随机对照临床研究”的大部分论文。

经过2008版“指南支持小组”的统稿，打印出全套补充内容的文字稿，

用EMS专递寄给每一位常委会委员，得到大部分常委的反馈和精心修改意见。

“指南支持小组”又进行了相应的修改和补充。上述补充和修改内容，在2008年7月上旬的第8次常委会（即第一届委员会的最后一次常委会）表决通过，完成2008版指南工作。

二、制定2006年和2008年版指南的“指南”

参照世界卫生组织（World Health Organization，WHO）《WHO指南编写指南》和AGREE协作网（Appraisal of Guideline Research and Evaluation，AGREE）的临床指南编写方法学原则，结合我国肠外肠内营养实践现况，建立指南制定的方法学原则。

在AGREE协作网对全球18个临床指南项目质量评价所得到的方法学结果基础上，最终确立方法学细节。

（一）文献检索策略

经支持小组讨论决定：

1. 检索文献为近10～12年发表文献为主。

2. 二级数据库为3个 Guideline Clearing House，Cochrane Library，Sum Search；一级数据库4个：Medline，EMBASE，SCI，中国生物医学文献数据库。

3. 统一的推荐分级 以牛津分类（Oxford Evidence-based Medicine，OCEBM）为基础的A，B，C，D四级分类。

详细限定条件见表1-1。

表1-1 证据检索——数据库和关键词

检索时限	从1995年1月1日到2006年5月1日
语言	英语，汉语
数据库	二级文献数据库：Guideline Clearing House，Cochrane Library，Sum Search 一级文献数据库：Medline，EMBASE，SCI，中国生物医学文献数据库
筛选项目	人类
文献出版类型	有效性：指南，Meta-分析，系统评价，随机对照研究，观察研究，病例报告，共识意见 安全性：指南，Meta-分析，系统评价，随机对照研究，不良反应报告，共识意见
主要检索词	Parenteral nutrition，enteral nutrition，肠外营养，肠内营养，各工作组结合相关领域进一步确定检索词

（二）证据级别与推荐意见分级标准

美国肠外肠内营养学会《成人和儿科患者肠外肠内营养指南》是用三级推荐意见分级，但遗憾的是，ASPEN 指南中没有详细叙述证据级别和推荐分级的联系。

欧洲 ESPEN 肠内营养学指南采用苏格兰学院间指南协作网 SIGN（Scottish Intercollegiate Guidelines Network，SIGN）分级标准，将证据分级转化为推荐分级，共 3 级（表 1-2）。

表 1-2 苏格兰学院间指南协作网（SIGN）分级体系[7,8]

Grades of recommendations	Levels of evidence	Requirement
A	Ⅰa	Meta-analysis of randomized controlled trials
	Ⅰb	At least one randomized controlled trial
B	Ⅱa	At least one well-designed controlled trial without randomization
	Ⅱb	At least one other type of well-designed, quasi-experimental study
	Ⅲ	Well-designed non-experimental descriptive studies such as comparative studies, correlation studies, case-control studies
C	Ⅳ	Expert opinions and/or clinical experience of respected authorities

经过研究和讨论了对 6 种指南“推荐意见分级”的分析评价报告，结合肠外肠内营养领域临床实际，CSPEN 的 2006 版支持小组和 2008 版支持小组认为：牛津循证医学中心（Oxford Centre for Evidence-based Medicine，OCEBM）分级系统在操作的可重复性、清晰性等方面有优势。

与 ESPEN 所采用的 SIGN 分级相比较，OCEBM 分级包括的证据类型更完全，在易用性相似的条件下，更准确。例如，对于严重的短肠综合征患者，肠外营养是“维持生命”措施，不能用随机对照研究来评价。这类治疗措施在 OCEBM 分级中，被划入 1c 类证据，从而可以转化为 A 级推荐。而按照 SIGN 分类，则此类治疗措施难以归类，可能被归入低级证据。2006 版支持小组和 2008 版支持小组认为，这样的分类和证据本身的强度有不相适应的地方。

综上，结合 OCEBM 分级系统，对照 GRADE 工作组发展的“推荐意见分级系统评价标准”原则，最终确立了本版指南的推荐意见分级标准，见表 1-3。

表 1-3 牛津推荐意见分级（OCEBM）

<table>
<tr><th>推荐意见</th><th>证据级别</th><th>描 述</th></tr>
<tr><td rowspan="3">A</td><td>1a</td><td>基于多个 RCT（有同质性）</td></tr>
<tr><td>1b</td><td>单个 RCT 研究</td></tr>
<tr><td>1c</td><td>“全或无”证据
（有治疗以前所有患者全都死亡，有治疗之后有患者能存活）
（或在有治疗以前一些患者死亡，有治疗以后无患者死亡）</td></tr>
<tr><td rowspan="4">B</td><td>2a</td><td>基于多个队列研究（有同质性）</td></tr>
<tr><td>2b</td><td>单个队列研究（包括低质量 RCT，如<80%随访率）</td></tr>
<tr><td>3a</td><td>基于多个病例对照研究（有同质性）</td></tr>
<tr><td>3b</td><td>单个病例对照研究</td></tr>
<tr><td>C</td><td>4</td><td>病例报道（包括低质量队列研究）</td></tr>
<tr><td>D</td><td>5</td><td>专家意见或评论</td></tr>
</table>

我们的结构（structure）是参照美国肠外肠内营养学会《成人和儿科患者肠外肠内营养指南》和欧洲肠外肠内营养学会《肠内营养临床指南》。除总论外，每一章节均按照“背景”、“证据”和“推荐意见”的结构进行编撰。

背景部分包括该章节有关内容基本概念、研究和临床实践历史简述。

证据部分对检索文献进行描述和评价。

推荐意见部分，总结纳入证据，列出主要推荐意见，每条意见后标明推荐等级。有条件时对同类型研究进行 Meta 分析。根据证据级别，结合编写组专家的判断形成共识后，最终给出相应推荐意见。

（三）“共识”，“指南”（草案）和“规范”（草案）形成过程

总论及各论均由相应编写小组完成。

严格按照以上方法学进行编撰工作。

通过系统的文献检索、收集支持证据、按照表 1-3 评价证据质量和推荐意见分级。

推荐意见的分级系统基于证据力度。结合研究设计、质量以及临床一致性和实用性的评估，把证据等级转化成推荐意见分级。

最高等级（A）的推荐至少有一项随机对照研究。最低等级（D）的推荐以专家观点为基础，包括无研究证据的共识意见。

不同推荐意见分级的内容，都尽可能将证据与专家讨论共识相结合，通过各工作组“循证共识会议”解决分歧。工作流程见图 1-1。

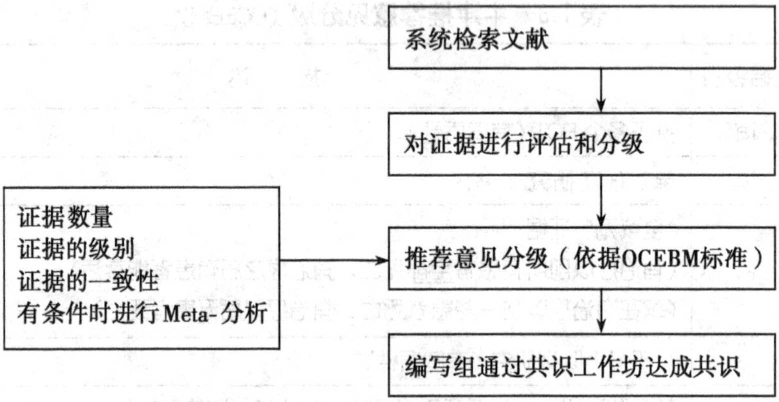

图1-1 流程图

三、2008版编写委员会（包括顾问组）

（一）学术总指导 裘法祖（2008谢世）、钟南山

（二）学术总顾问 樊代明

顾问 纪立农、李幼平、刘大为、孙永华、姚晨、翟所迪

（三）编写人员

蔡东联、蔡威、曹伟新、陈良安、陈鄢津、崔丽英、陈伟、董光龙、贾汝梅、韩春茂、蒋朱明、江华、刘洋、李冬晶、牛玉坚、石俊、石莹、宿英英、汤庆娅、田字彬、韦军民、吴肇汉、吴咏冬、夏宁、许媛、谢海雁、于康、张澍田、周业平、朱明炜、朱峰、张小田

（四）编写支持小组

蒋朱明、江华、张小田、于康、李雪梅、谢海雁、陶晔璇

功能：负责本领域国内国外临床研究文献的汇总和通报，参加指南和规范编委会工作，承担技术评估和更新的建议。

（五）参与“指南”和“规范”撰写和评稿的还有二级医院医护人员代表

张晓芹、王红、李秀华

四、利益冲突声明

以上参加人员均声明：未与任何利益相关公司签订顾问或咨询合同。未持有任何利益相关公司的股票。未持有任何与本指南涉及领域的专利。

五、资金来源

中华医学会肠外肠内营养学分会提供研究经费。包括：翻译英文至中文的费用，网络通讯费用，支持小组的办公用品费用，部分参加会议人员的交通费用。

“共识会议”的会场等费用：部分由工业界联络委员会（ILC）成员提供，部分由卫生部系统医院的办公经费和研究经费支持。

工业界联络委员会的成员不影响指南制订的过程，不影响指南的主题或内容。

所有参与共识工作坊的指南和规范编写的人员，均基于志愿工作，不从此项工作中领取现金或任何其他形式的报酬。

六、“指南”2008年版文本的产生

为确保每位编写成员都能充分、平等地表达个人观点，同时能有效完成最终文本，指南最终文本的确定遵循多数决定原则。

2006版指南于2006年9月表决通过。有补充和修订的2008版指南于2008年7月常委会表决通过，计划于2008年出版。

七、指南的出版与发行

经由上述程序通过的文本由人民卫生出版社出版单行本。

各小节指南可在分会的专业杂志《中国临床营养杂志》发表，也可在《中华医学杂志》、《中国医学论坛报》、《中华医学导报》转载或发表。

八、指南和规范的解读、普及工作和更新

出版后，“编写支持小组”人员将定期对该指南的有效性进行评估，使之适于新的科学证据。同时做解读、普及工作。

九、常用名词定义

临床营养支持（nutrition support，NS） 是指经口、肠道或肠外途径为患者提供较全面的营养素。目前临床上包括肠内营养（enteral nutrition，简称EN）支持和肠外营养（parenteral nutrition，简称PN）支持。

肠内营养（enteral nutrition，EN） 是指经消化道给以较全面的营养素。根据组成不同分为整蛋白型肠内营养、短肽型肠内营养和氨基酸型肠内营养。根据用途的不同分为通用型和疾病导向型，根据给予的途径的不同，分为口服和管饲。其中口服可以分为：部分经口营养补充（oral nutritional supplement，简称ONS）或全量供给。

肠外营养（perenteral nutrition，PN） 是经静脉为无法经胃肠道摄取或

摄取营养物不能满足自身代谢需要的患者提供包括氨基酸、脂肪、碳水化合物、维生素及矿物质在内的营养素，以抑制分解代谢，促进合成代谢并维持结构蛋白的功能。所有营养素完全经肠外获得的营养支持方式称为全肠外营养（total parenteral nutrition，简称 TPN）。

营养不良（malnutrition） 因能量、蛋白质及其他营养素缺乏或过度，导致机体功能乃至临床结局发生不良影响。所以包括营养不足（undernutrition）和肥胖（obesity）等不良状态。在当前的文献中，大多数情况是指营养不足。

营养不足（undernutrition） 通常指蛋白质-能量营养不良（protein-energy malnutrition，PEM），指能量或蛋白质摄入不足或吸收障碍者，造成特异性的营养缺乏症状。此名词在试用过程中，没有“营养不良”的普及。

营养风险筛查（nutritional risk screening，NRS） 由 ESPEN 在 2002 年发布的简易工具，为医护人员实际应用的简便方法，用来判断患者是否需要营养支持。营养风险是指对患者结局（感染有关并发症，住院日等）发生负面影响的风险，不是指发生营养不良的风险。

营养风险（nutritional risk）或重度营养风险（severe nutritional risk） 因疾病或手术造成的急性或潜在营养代谢受损，营养支持对这类患者可能带来更好的临床结局（指营养风险筛查评分≥3 分的患者）。

营养风险的概念是指“现存的或潜在的营养和代谢状况对疾病或手术有关的不良临床结局的影响”。该定义所强调的营养风险是指与营养因素有关的出现不良临床结局（比如并发症）的风险，而不是出现营养不良的风险。

营养评定（nutritional assessment） 由营养专业人员对患者的营养代谢、机体功能等进行全面检查和评估，如脏器功能、人体组成等。用于较复杂患者制订营养支持计划，考虑适应证和可能的副作用。

营养筛查工具（nutritional screening tools） 包括营养风险筛查工具（nutritional rick screening tool）和营养不良筛查工具（malnutrition screening tools）。

营养筛查工具是循证应用肠外肠内营养支持的重要的与适应证有关的工具，是规范的医师培训课程的必要内容。目前常用的有四种营养筛查方法，如下面介绍的内容。

（1）营养风险筛查工具（nutritional risk screening tool 2002，NRS-2002） 适用于对住院病人的营养筛查，是 2003 年发表的，欧洲肠外肠内营养学会（ESPEN）推荐用于临床。

（2）主观全面评定法（subjective global assessment，SGA），虽然在此用了 assessment（评定），但实际上仍然是一种筛查，不是评定。

适应于去发现已经存在的营养不良，但没有疾病对营养和对结局的权重，偏向主观来分析。是美国肠内肠外营养学会（ASPEN）推荐的临床营养不良筛查工具。

（来源：Detsky AS et al. JPEN，1987）

（3）营养不良通用筛查工具（malnutrition universal screening tool，MUST）适应于对社区人群的营养筛查，主要用于评定因功能受损所致的营养不良。

（来源：Malnutrition Advisory Group. 2000，UK）

（4）微型营养评定法（Mini Nutritional Assessment，MNA）主要用于社区老年患者的营养不良筛查。

（来源：Guigoz Y et al. Facts & Research in gerontology，1994）

上面介绍的后 3 种营养筛查工具的建立没有与临床结局挂钩，与临床结局的关系未被验证。

上面介绍的第一种营养风险筛查工具是 Kondrup 等根据 128 个有营养支持与临床结局内容的随机对照研究报告归纳而成。观察到患者有营养风险的研究中，大多数研究结果为营养支持有效（指能够改善临床结局，如减少并发症及住院时间等），而在患者没有营养风险的研究中，大多数研究显示营养支持无效。

值得提醒的是：营养支持非急诊处理措施，应该在患者生命体征稳定后才按适应证“指南”和操作“规范”来考虑是否给予营养支持。

参 考 文 献

1. World Health Organization. Guidelines for WHO guidelines. EIP/GPE/EQC/2003. 1，World Health Organization. Geneva，Switzerland，2003

2. Bugers JS，Grol R，Klazinga NS，et al. Towards evidence-based clinical practice：an international survey of 18 clinical guideline programs. Inter J Qua Health Care，2003，15：31-45

3. Website of AGREE Collaboration. http：//www. agreecollaboration. org/instrument

4. ASPEN. Guidelines for the use of parenteral and enteral nutrition in adult and pediatric patients. JPEN，2006，25：1SA-137SA

5. ESPEN. Introductory to the ESPEN Guidelines on Enteral Nutrition：Terminology，Definitions and General Topics. Clin Nutr，2006，25：180-186

6. Scottish Intercollegiate Guidelines Network. SIGN guidelines-an introduction to SIGN methodology for the development of evidence-based clinical guidelines，Edinburgh，SIGN Publication No. 39，SIGN Secretariat，Royal College of Physicians of Edinburgh，1999

7. Atkins D，Eccles M，Flottorp S，et al. Systems for grading the quality of evidence and the strength of recommendation I：Critical appraisal of existing approaches. BMC Health Services Research，2004，4：38-44

8. Atkins D，Briss PA，Eccles M，et al. Systems for grading the quality of evidence and the strength of recommendation II：Pilot study of a new system. BMC Health Services Research，2005，5：25-36

9. www. cochrane. org

10. Lochs H，Allison SP，Meier R，et al. Introductory to the ESPEN Guidelines on Enteral Nutrition：Terminology，Definitions and General Topics. Clin Nutr，2006，25：180-186

11. Kondrup J，Allison SP，Elia M，et al. ESPEN Guidelines for Nutrition Screening 2002. Clin Nutr，2003，22：415-421

12. Sobotka L 主编，蔡威 主译．临床营养基础（ESPEN 教育资料）．第 2 版．上海：复旦大学出版社，2002

13. ESPEN Guidelines on Enteral Nutrition：Intensive care. Clin Nutr，2006，25：210-223

第二章 成人营养素需要量

一、背　　景

确定每天的营养素需要量，是营养支持的基本要求。本章节在《我国居民膳食推荐指南》的基础上编写而成。

营养支持的营养素需要量基础，是正常人群的每日推荐摄入量（daily reference intakes，DRIs）。DRIs包括一组数据：平均需要量（estimated average requirements，EAR）、推荐需要量（recommended nutrients intakes，RNI）、适宜摄入量（adequate intakes，AI）、可耐受最高摄入量（tolerable upper intake levels，UL）。制定推荐量的依据，包括人群研究、随机对照研究(RCT)、人体代谢研究、动物实验研究等。其中RNI是个体营养素需要量（除能量以外，个体的能量摄入需要量推荐值以EAR为标准）的摄入水平，是在EAR的基础上产生的，计算公式为EAR＋2*s*或EAR×1.2；长期达到RNI水平可满足身体对该营养素的需要，保持健康和维持组织中有适当的储备。只有在人群资料足够的情况下，才有该营养素的EAR，并计算出相应的RNI值。并不是每一个营养素都有RNI，AI即是在缺乏RNI时采用的参考指标。UL也具有重要意义，它是平均每日摄入营养素的最高限量，对一般人群中几乎所有个体不会引起不利于健康的作用，摄入量超过UL时，损害健康的危险性随之增大[1]。推荐量的提出，其目的是能够使机体维持“适宜营养状况”，处于并能继续维持其良好的健康状态，不会发生营养相关性疾病，它是在一定时期内每天必须平均吸收该营养素的最低量，也就是“生理需要量”，受年龄、性别、生理特点、劳动状况影响，具有个体差异[2]。

疾病状况是影响患者营养素需要量的最主要因素之一。摄入不足、体重下降可导致能量消耗值代偿性下降，卧床同样使消耗降低。严重创伤或败血症可引起能量消耗增加。另外一个重要的因素是，针对一般人群的每日膳食需要量，其营养素来自于各种天然食物，在制定需要量时，均考虑了食物储存、烹调、消化吸收率等各方面的影响因素，其推荐量往往高于人体实际摄入量，尤其是维生素和微量元素[1,3]。而作为特殊营养支持制剂，不存在烹调加工过程，营养素可完全被人体吸收，尤其是肠外营养，更缺乏人体自身调节的过程，因此，使用不当的话，很可能造成营养素过量。但补充过少的话，又可能导致营养状况的进一步恶化。不同的给予途径和营养配方组成，在体内的代谢过程完全不同，导致不同的生物效应，因此对营养素需要量的影响很大。

总之，营养状况、疾病情况、机体组织器官功能、药物及各种治疗措施、病程持续时间等，都是影响营养素需要量的重要因素。个体化营养评估对于决定营养素供给量最具有价值。但是，迄今为止，有关营养素需要量的研究较少，且多属于基于生理学变化的研究，缺乏临床结局终点指标。

二、证 据

讨论能量需要量，需同时考虑总能量摄入（提供多少千卡或焦耳）和供能三大营养素比例。营养筛查具有重要作用。WHO 于 1985 年的报告建议以 Schofield 公式计算基础代谢值（BMR），经国内有限资料验证，我国人群的 BMR 约为 Schofield 公式计算值的 95%[1]。但个体间存在显著差异。决定能量供应量最直接的方法是直接或间接能量测定法[1]。但是，临床上能够常规进行个体化能量测定的医院很少，因此，临床观察具有重要意义。对于接受营养支持的患者来说，能量的补充目的是维持体重，而不是增加体重；供应量过高可能因过度喂养（overfeeding）增加脏器负荷[4]。从目前已有的有关临床患者的能量代谢文献报告来看，选择性手术患者不存在能量代谢显著增高，败血症患者的能量代谢仅轻度增加，只有重大创伤或非常严重的败血症患者的能量消耗（在一段时间内）会增加 20%～40%[4]。早期“静脉高营养”的概念，带来一系列严重的代谢性、感染性并发症。欧洲肠外肠内营养学会（ESPEN）于 2005 年出版的第 3 版《临床营养基础》（继续教育教材）提出，即使是肠瘘、烧伤等患者，每天能量摄入量通常不超过 2000kcal[4]。不同疾病状态的能量需要量有所不同，参见相应适应证部分。

此外，还需要提一下允许性低摄入（permissive under feeding）的概念。纳入 5 个高质量 RCT 的系统评价结果提示，围手术期相对低热卡［15～20kcal/(kg·d)］有利于减少感染并发症与费用支出，缩短住院时间[5]。

葡萄糖是循环中重要的碳水化合物能源，可被机体大部分细胞利用。虽然在应激情况下葡萄糖的转换率增加，但氧化代谢率并不以相同比例增加。大量葡萄糖负荷可能导致过度喂养，引发脂肪肝、肝功能损害与胆汁淤积[4,6]。因此，肠外营养须强调双能量来源的重要性，即能量必须由糖和脂肪一起提供，脂肪供能应占非蛋白热量的 30%～50%[4]。除了供能，脂肪乳剂的另一重要作用是提供必需脂肪酸，在每日膳食推荐量中，必需脂肪酸亚麻酸和亚油酸的推荐量分别为总能量的 0.5%～1.0%、3%～5%[1]。每 100ml 浓度为 20%的长链脂肪乳剂，亚麻酸与亚油酸含量分别为10.4g（52%）和1.6g（8%）。折算一下，为了保证必需脂肪酸的摄入，完全禁食患者的脂肪乳剂应不低于0.2g/(kg·d)。如果是中长链混合脂肪乳剂的话，总量需加倍。

蛋白质（氨基酸）不是主要的供能物质，而是人体合成蛋白质及其他生物活性物质的重要底物。因此，每天必须补充一定量的蛋白质（氨基酸）。成人的氨基酸最低摄入量为0.75g/(kg·d)，我国的蛋白质膳食推荐量为1.2～1.5g/(kg·d)，高于西方国家推荐量[1]。原因是我国制定推荐量时，考虑到中国居民的食物结构特点，以植物性蛋白质为主，全价蛋白质含量相对较低，因此需要更多的蛋白质总量才能保证机体需要[1]。对于肠外营养来说，0.8～1.0g/(kg·d)可能即可，但个体差异大，有些患者须达到2g/(kg·d)[4]。

水、电解质基本需要量是维持生命所必需。人体的水分来源可分为两部分，大部分为直接通过食物补充的水（包括液态水和食物所含的水分），另有一小部分为内生水，以及体内营养物代谢后产生的水分，根据人体每天的水消耗与内生水差值，可估算出成人的人体水分生理需要量为2 000～2 500ml。电解质生理需要量可参考膳食推荐量。但是，除了生理需要量，临床患者往往因各种因素导致水、电解质额外丢失，因此，无论肠内或肠外营养支持患者，都需要监测出入液量、水肿或脱水症状体征、血电解质水平等，并及时调整补充剂量，根据病情选择肠内或肠外途径补充。需要指出，大多数肠内营养制剂中矿物质、电解质及微量营养素浓度的设计依据，是每日摄入约2 000ml可满足每日营养素需要量。如果只能达到需要量的50%或更少，电解质、矿物质或微量元素的摄入量就相应减少因而不足，此时尤其需要注意[4]。

维生素与微量元素是人体必需营养素，参与多项代谢与功能，而大多为人体无法自身合成，需要每天补充。现阶段的推荐剂量主要来源于普通人群的研究，大多维生素与微量元素均有RNI值，目前肠内营养配方、肠外营养复合维生素与微量元素制剂中各组分含量主要参照标准为正常人的RNI值。此外，很多维生素与微量元素存在UL值，超过该数值，发生维生素与微量元素中毒的危险性显著上升。

对于临床患者而言，在出现微量营养素严重缺乏的临床表现之前，机体已经历一系列生化或生理改变，即所谓亚临床状态。这一亚临床状态对于需要营养支持的患者而言，几乎都存在。一方面由于疾病因素导致摄入量降低，另一方面疾病导致消耗增加，此时即使摄入量达到正常需要量，同样可能引起相对不足。例如，有研究发现危重患者存在体内维生素和微量元素水平下降，这一现象提示我们危重患者有必要额外补充微量营养素，尤其是抗氧化营养素[7]。有研究显示，即使接受肠内营养的急性呼吸窘迫综合征（ARDS）患者，血浆

β-胡萝卜素、α-生育酚等抗氧化营养素水平仍有显著下降[8]。虽然全肠外营养（TPN）配方中含有微量营养素，但研究发现长期肠外营养患者的维生素 E 和硒水平显著降低[9]。然而，虽然有研究提示危重状态下患者的维生素和微量元素需要量可能增加，但目前缺乏增加维生素能够改善炎性反应、提高免疫功能，进而影响重症患者临床结局的证据，且若补充过多的话（尤其是经肠外补充），可能因达到 UL 量，而发生相应维生素和微量元素中毒的风险，因此，迄今未明确制定危重患者需要额外补充微量营养素的规范。2003 年美国 FDA 调整了肠外营养中维生素制剂的标准剂量，其中维生素 B_1、B_6、C、叶酸标准有所提高，相当于膳食推荐量的 2 倍，并要求肠外营养维生素制剂中增加维生素 K 的含量[10]。

三、推 荐 意 见

1. 确定营养素需要量应当根据疾病状况、体重与体成分组成、生理功能变化等方面进行个体化评估，制定合理化配方。(B)

2. 大部分住院患者的实际能量消耗通常低于经典的方程式或教科书上的公式推算出来的值。(D)

3. 在败血症或创伤的急性代谢期，不主张采用高热卡营养支持获得正氮平衡或氮平衡。(C)

4. 允许性低摄入有益于围手术期患者的临床结局。(A)

5. 水、电解质生理需要量是维持生命所必需。(A)

6. 无论肠内或肠外营养支持患者，都需要监测出入液量、水肿或脱水症状体征、血电解质水平等，并及时调整补充剂量，根据病情选择肠内或肠外途径补充。(A)

7. 重症疾病状态下是否需要增加维生素与微量元素的供给量，目前无确定性结论。在合理用药的前提下，可参照美国 FDA 推荐剂量，根据医生的判断，结合患者需求，调整部分维生素的应用剂量。(D)

参 考 文 献

1. 中国营养学会. 中国居民膳食营养素参考摄入量. 北京：中国轻工业出版社，2000

2. 葛可佑. 中国营养科学全书. 北京：人民卫生出版社，2004

3. 中国居民膳食指南专家委员会. 中国居民膳食指南文集——论《中国居民膳食指南》的科学依据. 北京：中国检查出版社，1999

4. Sobotka L. Nutritional support in neonatology. Basics in Clinical Nutrition. 3rd ed.

Galen Semily (Czech Republic), 2004, 425-439

5. Jiang H, Jiang ZM. Does Hypocaloric parenteral nutrition better for post-operative patient: a systematic review of the evidence with available clinical trials. JPEN, 2003, 27 (3): 225-232

6. ASPEN Board of Directors and the clinical Guidelines Task Force. Guideline for the use of parenteral and enteral nutrition in adult and pediatric patients. JPEN, 2002, 26 (Suppl): 1SA-138SA

7. Schorah CJ, Downing C, Piripitsi A, et al. Total vitamin C, ascorbic acid, and dehydroascorbic acid concentrations in plasma of critically ill patients. Am J Clin Nutr, 1996, 63 (5): 760-765

8. Nelson JF, DeMichele SJ, Pacht ER, et al. Effect of enteral feeding with eicosapentaenoic acid, [gamma] -linolenic acid, r-linolenic acid, and antioxidantson antioxidant status in patients with acute respiratory distress syndrome. JPEN, 2003, 27 (2): 98-104

9. Metnitz PG, Bartens C, Fischer M, et al. Antioxidant status in patients with acute respiratory distress syndrome. Inten Care Med, 1999, 25 (2): 180-185

10. Helphingstine CJ, Bistrian BR. New Food and Drug Administration requirements for inclusion of vitamin K in adult parenteral multivitamins. JPEN, 2003, 27 (3): 220-224

第三章　住院患者营养风险筛查

一、背　　景

虽然1976年美国哈佛医学院Bistrin等报道部分住院患者营养不良发生率可高达70%，但近年来的报道各专科疾病营养不良的发生率明显变化[1,2]。2002年英国的报道外科腹部手术患者营养不良的发生率仅为9%[3]。国外学者的研究表明[4~7]，对已有营养不良（Malnutrition）或有营养风险（Nutrition Risk）的患者进行临床营养支持大部分患者其临床结局改善，如减少并发症，缩短住院时间等。

1991年New Eng J Med有报告强调指出没有营养不良患者，在围手术期接受完全肠外营养（total parenteral nutrition，TPN）可能导致感染并发症增加[4]。2006年Lochs等在Clinical Nutrition以“证据支持的营养支持”为题，报道经口补充营养剂能比不支持者减少病死率（26% *vs* 17%），减少并发症发生（27% *vs* 12%），以及缩短住院日（28d *vs* 19d）。但在没有显著营养不良的患者（如BMI>20）病死率未见减少（20% *vs* 19%）[8]。

二、证　　据

2002年ESPEN大会推出了用于成年住院患者的营养风险筛查（Nutritional Risk Screening，NRS 2002）。对于总评分大于等于3分的住院患者结合临床要求制定营养支持计划。对评分暂时低于3分者，可以定时进行再次营养风险筛查[9]。

营养风险筛查需要用体质指数（body mass index，BMI）。2002年中国肥胖问题工作组根据1990年以来中国13项流行病学调查数据得出中国人BMI正常值（$18.5kg/m^2 \leqslant BMI < 24kg/m^2$）[10]。一些复杂的检查没有包括在营养风险筛查中。

2002年欧洲学者提出营养风险（nutritional risk）的概念，是基于机体本身的营养状态，结合因临床疾病的代谢性应激等因素[11~14]。该方法基于128个临床的RCT研究，从疾病、营养和年龄三方面来筛查住院患者是否有营养风险、程度如何。结合临床来决定是否需要营养支持。

通过床旁问诊和简单的人体测量，加年龄 70 岁以上作为营养风险因素之一，即 70 岁以上加 1 分[11]（具体评价方法见本章节的附录）。

NSR 2002 的循证基础是由丹麦 Kondrup 等采用评分的方法来对营养风险加以量度[11]，对 128 个临床 RCT（8944 例）接受营养支持的患者进行统计学分析，分析营养支持对某些疾病的临床结局的影响（降低病死率、死亡率，减少严重并发症的发生，缩短住院日，缩短疾病病程，减少经济耗费）。通过对这些 RCT 进行系统评价发现，有营养风险患者接受营养支持后，临床结局有改善比例高于无营养风险患者。

评分达到或大于 3 分作为有营养风险的分界线是通过统计学的分析来确定的。

结果发现≥3.0 时敏感度和特异度高。

128 个 RCT 临床研究报告的统计分析发现，NRS 2002 评分大于或等于 3 分的患者，应用临床营养支持后，患者有良性临床结局的比例较高（图 3-1）。

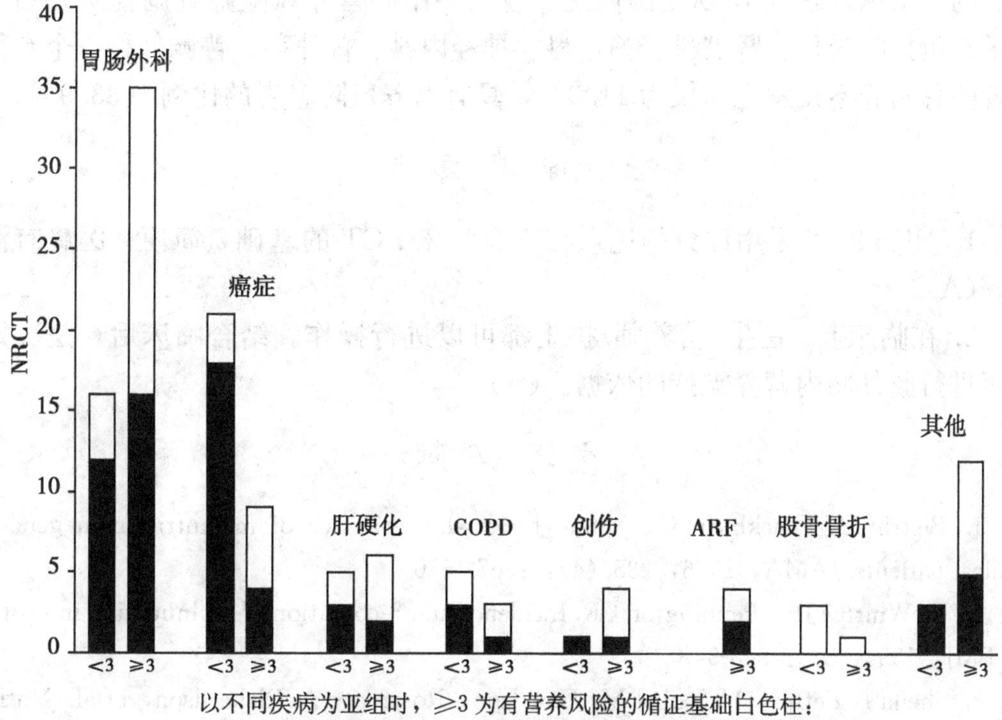

以不同疾病为亚组时，≥3 为有营养风险的循证基础白色柱：营养支持有效；黑色柱：营养支持无效

图 3-1 营养风险评分与临床结局[11]

2002 年以后发表的多中心临床研究（有 212 个中心参加）表明，NRS 2002 在筛查营养风险和营养支持的有效性方面，具有其他工具所不可比拟的

优势。

Kyle等以主观综合评定（subjective global assessment，SGA）（不是评定、仍然是筛查）为基础，在995名患者，同时应用NRS 2002营养风险筛查、营养风险指数（nutrition risk index，NRI）和营养不良通用筛查工具（malnutrition universal screening tool，MUST）。

结果显示NRS 2002有更高的敏感度（62%）和特异度（93%），以及阳性结果（85%）和阴性结果（79%）预测。泰国Putwatana对430名患者的调查中也可见相似结论[15~17]。

因此，NRS 2002被欧洲推荐为住院患者营养风险筛查的首选工具[9,18]。

但在不能确切测量身高体重的一小部分患者（如严重水肿等小部分患者），无法得到可靠的BMI数据。欧洲ESPEN也考虑应用白蛋白水平（<30g/L，无严重肝肾功能障碍者）来评估这一小部分患者是否有营养不良)[19,20]。

国外对于不同科室、不同疾病的住院患者营养不良/营养风险发生率调查发现，不同科室的差别较大[21~26]。2004年开始，在我国应用NRS 2000方法，开展的一项纳入超过15 000例住院患者的多中心营养风险筛查调查研究结果显示，包括呼吸科、肾脏科、消化科、神经内科、普外科、普胸外科六个专科患者的总营养不良发生率仅为11.3%，具有营养风险患者的比例为33.9%。

三、推荐意见

1. NRS 2002采用评分的优点在于有临床RCT的基础、简便、医患有沟通。(A)

2. 在临床上，医生/营养师/护士都可以进行操作。结合临床后，是决定是否进行肠外肠内营养支持的依据。(A)

参考文献

1. Bistrin B，Blackburn G，Vitale J，et al. Prevalence of malnutrition in general medical patients. JAMA，1976，235（4）：1567-1570

2. McWhirter JP，Pennington CR. Incidence and recognition of malnutrition in hospital. BMJ，1994，308：945-948

3. Sheila B. Fettes，H. Isobel M. Davidson，Rosemary A. Richardson，et al. Nutritional status of elective gastrointestinal surgery patients pre-and post-operatively. Clinical Nutrition，2002，21（3）：225-249

4. The Veterans Affairs Total Parenteral Nutrition Cooperation Study Group. Perioperative total parenteral nutrition in surgical patients. N Engl J Med，1991，325：525

5. Koretz RL，Lipman TO，Klein S. AGA technical review on parenteral

nutrition. Gastroenterology，2001，121：970-1001

6. Klein S，Kinney J，Jeejeebhoy K，et al. Nutrition support in clinical practice：review of published data and recommendations for future research direction. JPEN，1997，21：133-156

7. Heyland TK，MacDonald S，Keefe L，et al. Total parenteral nutrititon in the critically ill patient. A Meta-analysis. J Am Med Assoc，1998，280：2013-2019

8. H. Lochs，C. Pichard，S. P. Allison，et al. Evidence supports nutritional support. Clinical Nutrition，2006（25）：177-179

9. Kondrup J，Allison SP，Elia M，et al. ESPEN Guidelines for Nutrition Screening 2002. Clin Nutr，2003，22：415-421

10. 中国肥胖问题工作组．中国成人体重指数分类的推荐意见．中华预防医学杂志，2001，35：349-350

11. Kondrup J，Rasmussen HH，Hamberg O，et al. Nutritional Risk Screening（NRS 2002）：a new method based on an analysis of controlled clinical trials. Clin Nutr，2003，22：321-336

12. Kondrup J，Johansen N，Plum LM，et al. Incidence of nutritional risk and causes of inadequate nutritional care in hospitals. Clin Nutr，2002，21：461-468

13. Compan B，di Castri A，Plaze JM，et al. Epidemiological study of malnutrition in elderly patients in acute，sub-acute and long-term care using the MNA. J Nutr Health Aging，1999，3：146-151

14. Gariballa SE，Parker SG，Taub N，et al. Nutritional status of hospitalized acute stroke patients. Br J Nutr，1998，79：481-487

15. Ursula G，Kylea，Michel P，Kossovskyb，Veronique L，et al. Comparison of tools for nutritional assessment and screening at hospital admission：A population study. Clinical Nutrition，2006，25：409-417

16. Elia M，Zellipour L，Stratton RJ，et al. To screen or not to screen for adult malnutrition? Clinical Nutrition，2005，24：867-884

17. Panwadee Putwatana，R. N.，D. Sc. a，Pinmanee Reodecha，et al. Nutrition screening tools and the prediction of postoperative infectious and wound complications：comparison of methods in presence of risk adjustment Nutrition. 2005，21：691-697

18. Barendregt K，Soeters PB，Allison SP，et al. Diagnosis of malnutrition-Screening and Assessment. Basics in Clinical Nutrition. Publishing House Galen，2005. 214-217

19. Lochsa H ，Allisonb SP，Meierc R. Introductory to the ESPEN Guidelines on Enteral Nutrition：Terminology，Definitions，and General Topics. Clinical Nutrition，2006，25：180-186

20. 中华医学会编辑出版部．法定计量单位在医学上的应用．第 2 版．北京：人民军医出版社，1998. 37

21. Saletti A, Johansson L, Yifter-Lindgren E. Nutritional status and 3-year follow-up in elderly receiving support at home. Gerontology, 2005, 51 (3): 192-198

22. Planas M, Audivert S, Perez-Portabella C, et al. Nutritional status among adult patients admitted to an university-affiliated hospital in Spain at the time of genoma. Clin Nutr, 2004, 23 (5): 1016-1024

23. Destky AS, Baker JP, Mendelson RA, et al. Evaluation the acuracy of nutritional assessment techniques applied to hospitalized patients: methodology and comparisions. JPEN, 1984, 8: 153

24. Rapp-Kesek D, Stahle E, Karlsson TT, et al. Body mass index and albumin in the preoperative evaluation of cardiac surgery patients. Clin Nutr, 2004, 23 (6): 1398-1404

25. Arnaud-Battandier F, Malvy D, Jeandel C. Use of oral supplements in malnourished elderly patients living in the community: a pharmaco-economic study. Clin Nutr, 2004, 23 (5): 1096-1103

26. Raja R, Lim AV, Lim YP. Malnutrition screening in hospitalised patients and its implication on reimbursement. Intern Med J, 2004, 34 (4): 176-181

27. Jiang Z M (蒋朱明), Chen W, Zhan W H, et al. Parenteral and enteral nutrition application in China: A survey in 19 hospitals of 13 major metropolitan cities' 15098 Patients by using the Nutrition Risk Screening. Clinical Nutrition (Supplement 2) . 2007, 133-134

第四章 肠外营养素

第一节 氨 基 酸

一、背 景

氨基酸是机体合成蛋白质及其他生物活性物质的底物。其中 8 种氨基酸人体自身无法合成，必须由体外补充。因此，每天必须补充一定量的外源性氮。健康成人的氨基酸基本需要量是 0.8～1.0g/(kg・d)，但在严重分解代谢、明显的蛋白质丢失或重度营养不良时需要增加补充量。此外，在有些特殊情况下，一些氨基酸成为条件必需氨基酸（精氨酸、谷氨酰胺、组氨酸、半胱氨酸）。

二、证 据

目前市场上有不同浓度、不同配方的氨基酸溶液。市售的成人“平衡”氨基酸溶液中含 13～20 种氨基酸，包括所有的必需氨基酸。目前缺乏证据确定最佳氨基酸组成配方。如果没有特殊代谢限制，应尽可能选用所含氨基酸种类完整的平衡氨基酸溶液，以补充必需氨基酸。

谷氨酰胺是人体内最丰富的氨基酸，约占全身游离总氨基酸的 60%。从分子结构上看它有两个氨基，是蛋白质、核苷合成的前体物质，肝脏糖异生的底物，也是快速增殖细胞如肠黏膜上皮细胞、免疫细胞等的主要燃料。谷氨酰胺是一种条件必需氨基酸，在分解代谢疾病过程中它是一种营养必需氨基酸。体内几乎所有的细胞都具有谷氨酰胺合成酶，但只有少数几种组织能产生谷氨酰胺供给机体的其他器官，骨骼肌是产生内源性谷氨酰胺的主要组织。

大量人体和动物研究证实了谷氨酰胺对于免疫、胃肠道功能的重要性。对术后患者应用谷氨酰胺的一项系统评价，共纳入 10 项随机对照研究，结果显示，谷氨酰胺双肽用于肠外营养是安全的，能够有效降低外科患者的感染风险，缩短住院时间。这一用于肠外营养的治疗作用存在剂量相关性，剂量亚组分析表明，谷氨酰胺双肽剂量达到或超过 0.5g/(kg・d)［谷氨酰胺 0.35g/(kg・

d)] 对临床结局的影响方显现出统计学意义。因此较大剂量的谷氨酰胺双肽[按谷氨酰胺计，最大剂量可达 0.57g/(kg · d)] 可能有更好效果。虽然由于研究有限，目前证据还不能充分肯定谷氨酰胺的经济学价值，但初步分析表明，由于对不良预后事件的预防作用，其在应用中减少卫生花费的趋势是存在的，更多的研究将有可能证实其在经济上的价值。2002 年 Novak 等发表的对谷氨酰胺的临床有效性系统评价，提示其可改善外科和重症患者的结局。

三、推 荐 意 见

1. 对于有重度营养风险、需要肠外营养支持的患者，如果没有特殊代谢限制的话，推荐选用所含氨基酸种类完整的平衡氨基酸溶液。(C)

2. 对于需要 PN 支持的外科术后患者，推荐在 PN 配方中添加谷氨酰胺双肽。(A)

3. 接受 PN 支持的危重症患者，PN 配方中也应包括谷氨酰胺双肽。(A)

参 考 文 献

1. Sobotka L. Nutritional Support in Neonatology. Basics in Clinical Nutrition. 3rd ed. Galen：Semily (Czech Repiblic)，2005

2. Specific guidelines for disease-adults. JPEN J Parenter Enteral Nutr，2002，26 (Suppl)：61SA-96SA

3. Jiang ZM，Jiang H，The clinical efficacy of glutamine dipeptides on postoperative patients：an updated systematic review of randomized controlled trials from Europe and Asia (1997-2005) . Zhonghua Yi Xue Za Zhi，2006 J，86 (23)：1610-1614

4. Griffiths RD，Jones C，Palmer TE. Six month outcome of critically ill patients given glutamine supplemented parenteral nutrition. Nutr，1997，13：295-302

5. 蒋朱明，曹金铎，祝学光，等. 丙氨酰-谷氨酰胺双肽对接受肠外营养的外科患者氮平衡、肠黏膜通透性和预后的影响. 中国临床营养杂志，1999，7：145-149

6. 曲军，祝学光，顾晋，等. 腹部外科手术患者应用丙氨酰-谷氨酰胺双肽的临床意义. 中华普通外科杂志，1999，14：213-215

7. 周业平，蒋朱明，孙永华，等. 谷氨酰胺双肽改善烧伤患者切痂术后肠黏膜通透性、内毒素血症和预后的研究. 中国临床营养杂志，2003，11：14-18

8. 梁存河，蒋朱明，唐伟松，等. 谷氨酰胺对术后患者肠源性细菌移位及预后的影响的随机对照研究. 中国临床营养杂志，2001，9：147-150

9. Jiang ZM，Wang LJ，Qi Y，et al. Comparison of parenteral nutrition supplemented with L-glutamine or glutamine dipeptides. JPEN，1993，17：134-141

第二节 脂 肪 乳

一、背 景

脂肪乳是肠外营养（PN）时机体的能量来源之一。20 世纪 60 年代开始在临床应用，近 50 年以来，从最初的长链脂肪乳到最近出现的鱼油脂肪乳已经有多种类型的制剂在国内使用。除供能外，脂肪乳尚可提供必需脂肪酸。

二、证 据

20 世纪 90 年代以前，对于 PN 中是否必须包含脂肪乳，尚存在一定争议。2001 年美国胃肠病学会（American Gastroenterological Association，AGA）下设的临床实践与实用经济学委员会，对 PN 应用做了系统评价（systematic review）。该研究采用 meta 分析方法，比较了 PN 中是否含有脂肪乳对患者围手术期并发症的影响。合并 41 个随机对照研究后发现，使用含脂肪乳的 PN，患者术后并发症的发生率显著降低，绝对风险差为 −7%[1]。2001 年以后的随机对照研究也一再证实了 90 年代中后期脂肪乳安全性研究的结论，并进一步探讨了应用脂肪乳对急性呼吸窘迫综合征（acute respiratory dysfunction syndrome，ARDS）、脓毒症等危重症的影响[2~4]。其中 2003 年 Garci′a-de-Lorenzo 等的研究，在 90 例创伤和脓毒症患者对 20%及 30%两种不同浓度的长链脂肪乳进行了安全性评价[2]。结果表明，两类危重症患者对这两种浓度的长链脂肪乳均能很好耐受。由于 30%浓度的脂肪乳中磷脂/甘油三酯比例较低，其乳糜微粒的水解较完全，因此较之 20%浓度的脂肪乳对患者脂肪代谢的扰乱更少，输注后患者血胆固醇、甘油三酯水平也相对稳定。

PN 为无法经肠内营养的患者提供一种替代性的支持手段，节氮并减轻负氮平衡是改善临床结局的机制之一。碳水化合物和脂肪乳作为 PN 的两个能量来源，其节氮效应在不同的疾病条件下是不同的。最近，Boultreau 的一个多中心随机对照研究对不同的葡萄糖/长链脂肪乳供能比例的节氮效应做了比较。该研究纳入的是重症加强治疗病房（ICU）患者，结果表明，等氮等热量条件下，长链脂肪乳供能占较低比例（20%）的患者有更好的节氮效应[5]。同时，有研究表明，长链脂肪乳中亚油酸介导的炎性反应与蛋白质分解增加相关[6]。因此，降低长链脂肪乳的摄入，也就降低了亚油酸介导的过度炎性反应，从而促进了氮平衡的改善。然而，减少脂肪乳供应，势必增加葡萄糖的摄入量。在危重症患者，过高的葡萄糖摄入将加重已经存在的应激高血糖，前述 Boultreau 的研究中已发现，低脂肪乳高葡萄糖配方组患者出现了明显的高血糖[5]。后者已被证明直接与患者的不良结局相关。由于已有的对比不同长链脂肪乳供能比例的随机对照研究均未报告临床结局，因此，对于长链脂肪乳在危重症患者 PN 中适宜的供能比例，目前尚不能做出结论。综合考虑普通长链脂肪乳与炎症反应、血糖与临床不良结局等关联后，可能的选择是总脂肪供能的比例不宜过低，可用鱼油脂肪乳替代部分普通长链脂肪乳以及使用中长链脂肪乳（LCT/MCT），或可避免过多由葡萄糖供能导致的不良结局。

中链脂肪乳甘油三酯分子中碳原子数为 8～12，相对的，长链脂肪乳甘油三酯的碳原子数在 14 以上。中长链脂肪乳（LCT/MCT）是指中链和长链甘油三酯各占 50%的一类脂肪乳制剂。中链脂肪酸由于分子量小，水溶性高，其进入线粒体氧化的过程无须载体且不需额外耗能，所以其血清廓清和氧化速率均高于长链脂肪酸。蒋朱明等 1993 年进行的一项随机对照研究发现，在术前无营养不良的胃肠外科患者，给以含中长链脂肪乳的 PN 后，其术后氮平衡明显高于接受等氮等热卡长链脂肪乳的对照组[7]。对前臂肌肉动-静脉脂肪摄取率的研究表明，LCT/MCT 较之 LCT 更易被摄取。同时，接受中长链脂肪乳的患者，其血清酮体水平也显著高于 LCT 对照组（两组酮体水平均在正常范围内）。上述结果提示，生酮作用可能是 LCT/MCT 促进氮合成的机制之一。此后的一些临床研究相继发现，LCT/MCT 在减少炎性介质产生、维持细胞膜正常磷脂构成等方面均优于 LCT[8,9]。然而，截至 2006 年，已有的随机对照研究均未报告使用中长链脂肪乳与长链脂肪乳对患者的临床结局是否有影响，所有此类研究的有效性度量均采用替代指标。

多不饱和脂肪酸（polyunsaturated fatty acids，PUFA）是一类分子中含 2 个或 2 个以上双键的不饱和脂肪酸。按照不饱和键的位置，哺乳动物体内的多不饱和脂肪酸可分为 4 族，即 ω-3、6、7、9。由于人体缺乏在脂肪酸 n-7 碳以下位点的脱氢酶系，不能合成 ω-3 族的 α-亚麻酸（C18∶3n-3，α-linolenic acid）和 ω-6 族的亚油酸（C18∶2n-6，α-linoleic acid）。这两种脂肪酸必须由食物中供给，称为“必需脂肪酸”[10]。通过改变饱和度和延长碳链，亚油酸和亚麻酸可以氧化生成一系列 20-碳衍生物，它们被称为“类花生酸”（eicosanoid，或称为二十烷酸）。由亚油酸衍生的重要产物是花生四烯酸（C20∶4n-6，arachidonic acid），它在前列腺素合成酶作用下生成前列腺素（prostaglandin，PG），后者的衍生物如前列环素、白三烯、血栓素（TX）等多为炎性反应中的重要促炎介质[11]。

亚麻酸的衍生物主要是二十碳五烯酸（C20∶5n-5，eicosapentaenoic acid，EPA）、二十二碳六烯酸（C22∶6n-3，docosahexenoic acid，DHA）。EPA 和

DHA亦能在前述氧化酶和加氧酶等的作用下生成类花生酸物质。但EPA、DHA衍生物的活性普遍低于源于ω-6者，有些如PGE3、PGD3、TXA3等与来自于ω-6脂肪酸的PGE2、TXA2的生理作用正好相反。

普通PN中的脂肪多为植物来源，传统的脂肪乳产品中ω-3脂肪酸含量很低。对于肠外营养患者，ω-3脂肪酸缺乏长期未得到关注。缺乏ω-3脂肪酸的状态是否会对患者的代谢、免疫和其他生理功能造成影响，也一直未有答案。到20世纪90年代后期，可供静脉输液的鱼油脂肪乳出现后，开始有经肠外补充ω-3脂肪酸的基础和临床研究。基础研究发现，鱼油脂肪乳在调节脂肪代谢、降低炎性反应以及改善组织器官功能方面均有作用。至2005年前已发表的9项随机对照研究中，仅有部分发现鱼油脂肪乳有改善临床结局的作用[12~20]。2006年，蒋朱明等发表的一个204例多中心、双盲随机对照研究，比较了在胃肠道肿瘤术后患者肠外营养中添加鱼油脂肪乳能否影响临床结局[21]。结果发现，手术创伤后，经7天ω-3鱼油脂肪乳强化的肠外营养后，在全身炎症反应综合征（SIRS）发生率和术后住院日方面，鱼油强化的研究组明显优于单用大豆油的对照组。本指南编写组根据所检索到的随机对照研究进行了meta分析，结果发现，鱼油脂肪乳治疗组的感染率有减少趋势，相对危险度（RR）为0.57，95%可信区间（95%CI）为（0.29，1.12），但差异尚不显著（$P=0.10$）。

临床常用的LCT/MCT是将中链甘油三酯和长链甘油三酯物理混合而成。而目前有将长链（如大豆油）和中链甘油三酯（如椰子油）水解后，再重新经一系列化学加工与甘油分子经化学结合后得到的就是结构脂肪乳。这种制剂中的甘油三酯分子同时包含长链和中链脂肪酸。有动物实验结果发现结构脂肪乳较之物理混合的LCT/MCT，在促进氮平衡、改善肝脏蛋白质合成等方面有更好的效果。但仅有很少的随机对照研究对结构脂肪乳在临床应用的有效性做了评价。在2001年发表的一个小样本随机对照研究中，结构脂肪乳与LCT/MCT对照并无临床结局的差异[22]。

三、推荐意见

1. 应用肠外营养的成人患者其肠外营养配方中常规推荐使用脂肪乳。(A)

2. 但对于有高脂血症（甘油三酯>3.5mmol/L）或脂代谢障碍的患者，应根据患者的代谢状况决定是否应用脂肪乳，使用时应充分权衡其可能的风险与获益。(D)

3. 重度高甘油三酯血症（>4~5mmol/L）应避免使用脂肪乳。(D)

4. 脂肪乳在肠外营养中的供能比例应根据患者的脂代谢情况决定，一般应占非蛋白热量的25%～50%。无脂代谢障碍的创伤和危重症患者建议选择高脂肪乳配方，可使用中长链脂肪乳或用鱼油脂肪乳替代部分普通长链脂肪乳。(D)

5. 鱼油脂肪乳有益于减少腹部大手术后患者的感染性并发症，缩短住院时间。(C)

参考文献

1. Koretz RL, Lipman TO, Klein S. AGA technical review on parenteral nutrition. Gastroenterology, 2001, 121: 970-1001

2. Garci'a-de-Lorenzo A, Lo'pez-Marti'nez J, Planas M, et al. Safety and metabolic tolerance of a concentrated long-chain triglyceride lipid emulsion in critically ill septic and trauma patients. JPEN, 2003, 27: 208-215

3. Faucher M, Bregeon M, Gainnier M, et al. Cardiopulmonary effects of lipid emulsions in patients with ARDS. Chest, 2003, 124: 285-291

4. National advisory group on standards and practice guidelines for parenteral nutrition. Safe practices for parenteral nutrition formulations. JPEN, 1998, 22: 1-41

5. Boultreau P, Chassard D, Allaouchiche B, et al. Glucose-lipid ratio is a determinant of nitrogen balance during total parenteral nutrition in critically ill patients: a prospective, randomized, multicenter blind trial with an intention-to-treat analysis. Intensive Care Med, 2005, 31: 1394-1400

6. Sedman PC, Somers SS, Ramsden CW, et al. Effects of different lipid emulsions on lymphocyte function during total parenteral nutrition. Br J Surg, 1991, 78: 1396-1399

7. Jiang ZM, Zhang SY, Wang XR, et al. A comparison of medium-chain and long-chain triglycerides in surgical patients. Ann Surg, 1993, 217: 175-184

8. Martin-Pena G, Culebras JM, Hoz-Perales LD, et al. Effects of 2 lipid emulsions (LCT versus MCT/LCT) on the fatty acid composition of plasma phospholipid: a double-blind randomized trial. JPEN, 2002, 26: 30-41

9. Smyrniotis VE, Kostopanagiotou GG, Arkadopoulos NF, et al. Long-chain versus medium-chain lipids in acute pancreatitis complicated by acute respiratory distress syndrome: effects on pulmonary hemodynamics and gas exchange. Clin Nutr, 2001, 20 (2): 139-143

10. Wahle KW, Rotondo D. Fatty acids and endothelial cell function: regulation of adhesion molecule and redox enzyme expression. Curr Opin Clin Nutr Metab Care, 1992, 2 (1): 109-115

11. Kremer JM. Effects of modulation of inflammatory and immune parameters in patients with rheumatic and inflammatory disease receiving dietary supplementation of n-3

and n-6 fatty acids . Lipids，1996，31：243s-247s

12. Wachtler P，Konig W，Senkal M，et al. Influence of a total parenteral nutrition enriched with ω-3 fatty acids on leukotriene synthesis of peripheral leukocytes and systemic cytokine levels in patients with major surgery. J Trauma，1997，42：191-198

13. Heller AR，Fischer S，Rossel T，et al. Impact of n-3 fatty acid supplemented parenteral nutrition on haemostasis patterns after major abdominal surgery. Br J Nutr，2002，87：s95-s101

14. Kelbel I. Effects of ω-3 fatty acids on immune function：a double-blind，randomized trial of fish oil based infusion in post-operative patients. Clin Nutr，2002，21 (1)：36s

15. Koller M，Senkal M，Kemen M，et al. Impact of omega-3 fatty acid enriched TPN on leukotriene synthesis by leukocytes after major surgery. Clin Nutr，2003，22 (1)：59-64

16. Schauder P Rohn U，Schafer G，et al. Impact of fish oil enriched total parenteral nutrition on DNA synthesis，cytokine release and receptor expression by lymphocytes in the postoperative period. Br J Nutr，2002，87 (Suppl 1)：S103-110

17. Weiss G. Immunonutrition by perioperative administration of n-3 fatty acids. Brit J Nutr，2002，87，S89-S94

18. Grecu I，Mirea L，Grintescu. Parenteral fish oil supplementation in patients with abdominal sepsis. Clin Nutr，2003，22，(Suppl 1) (abstract)：23s

19. Mayer K，Fegbeutel C，Hattar K，et al. Omega-3 vs. omega-6 lipid emulsions exert differential influence on neutrophils in septic shock patients：impact on plasma fatty acids and lipid mediator generation. Intensive Care Med，2003，29 (9)：1472-1481

20. Heller AR，Rossel T，Gottschlich B，et al. ω-3 fatty acids improve liver and pancreas function in postoperative cancer patients. Int J Cancer，2004，111 (4)：611-616

21. 蒋朱明等 . ω-3 脂肪乳注射液有效性及安全性的临床研究（随机、双盲法、平行对照、多中心研究）（摘要，Clinical Nutrition，2005）

22. Kruimel JW，Naber TH，van der Vliet JA，et al. Parenteral structured triglyceride emulsion improves nitrogen balance and is cleared faster from the blood in moderately catabolic patients. JPEN，2001，25：237-244

第五章　营养支持输注系统

第一节　肠内营养管饲途径

一、背　景

肠内营养是胃肠功能正常的患者进行营养支持首选的治疗手段，正确地为患者选择管饲途径是保证肠内营养安全有效的基本条件。1790 年 Hunter 经鼻胃途径喂养吞咽肌肉麻痹的患者。1878 年 Surmay 施行首例空肠造口。发展到 1979 年，Ponsky 和 Gauderer 首次报道经皮内镜下胃造口术（percutaneous endoscopic gastrostomy，PEG）[1]。近年来出现了腹腔镜下的空肠造口技术。随着医疗技术的不断进步，管饲的途径越来越多，为不同疾病患者的肠内营养治疗提供了个体化的选择。

管饲途径的选择原则包括以下几个方面内容：满足肠内营养的需要；置管方式尽量简单、方便；尽量减少对患者的损害；患者舒适和有利于长期带管。肠内营养的管饲途径分为两大类：一是无创的置管技术，主要是指经鼻胃途径放置导管，根据病情需要，导管远端可放置在胃、十二指肠或空肠中；二是有创的置管技术，根据创伤大小，再分为微创（内镜协助，如 PEG）和外科手术下的各类造口技术。

PEG 近年来在国内发展较快，适用范围不断扩展，日益受到临床医师的重视。PEG 的适应证包括：

1. 中枢神经系统导致的吞咽障碍。

2. 口腔及食管癌导致的吞咽障碍。

3. 有正常吞咽功能，但摄入不足，如烧伤、获得性免疫缺陷综合征（艾滋病，AIDS）、厌食、骨髓移植后等。

4. 慢性疾病，如囊性纤维化、先天性心脏病。

5. 胃扭转。PEG 的前提条件是胃肠道有功能，非短期存活和肠内营养超过 30 天。对于有胃瘫、幽门梗阻和晚期肿瘤导致的肠梗阻患者，PEG 可以替代鼻胃管进行胃肠减压，较为舒适和容易护理。

PEG的绝对禁忌证是胃镜不能通过、生存时间不超过数天或数周，以及各种原因导致的胃前臂与腹壁不能贴近者；相对禁忌证包括大量腹水、巨胖、胃次全切除术后、腹膜透析、无法纠正的凝血障碍、肝大、胃底静脉曲张、胃壁肿瘤或受肿瘤侵犯、巨大食管裂孔疝、腹壁皮肤感染、心肺功能衰竭和脑室分流等[2~6]。PEG并发症的发生率为3%～6%，其中致死性并发症的发生率为0.3%～1.0%。严重并发症包括腹膜炎、出血、误吸、内垫综合征和胃瘫，轻微并发症包括切口感染、导管移位、造口旁渗漏、导管堵塞和切口血肿等[7~12]。

目前国内外尚无关于各类肠内营养管饲途径对患者临床结局影响的多中心随机对照研究报告。

二、证 据

鼻胃管是最常用的肠内营养管饲途径，具有无创、简便、经济等优点。其缺点是鼻咽部刺激、溃疡形成、出血、易脱出、堵塞、反流性肺炎等[9,12]。根据患者病情选择适合的管饲途径非常重要，目前的观点是，仅需要2～3周的肠内营养，首选经鼻胃管饲。将患者头部抬高30°～45°，可以减少反流性肺炎的发生；没有证据显示细的管路、连续或间断的喂养方式，以及导管远端位置不同（幽门以远或空肠）可以减少肺炎的发生[7~13]。

在接受了腹部外科手术需要进行肠内营养的患者，术中建议放置较细的空肠造瘘管或鼻胃管[13~15]。对接受了近端胃肠道吻合的患者，空肠造瘘管留置在吻合口远端能减少对胃肠吻合口的影响，且有利于进行早期肠内营养[16~21]。

目前没有检索到关于PEG的随机对照研究，有病例报告认为，PEG比鼻胃管喂养更简单，患者易耐受，肠内营养使用的连续性更好，减少食管反流和吸入性肺炎的发生。因此，如果患者需要超过2～3周时间的肠内营养治疗，在没有禁忌证的前提下，考虑经PEG给肠内营养。熟练的内镜操作技术，可以减少PEG并发症的发生[9~12]。

三、推 荐 意 见

1. 鼻胃管适用于接受肠内营养时间少于2～3周的患者；管饲时患者头部抬高30°～45°，可减少吸入性肺炎的发生。(C)

2. 接受腹部手术并且术后需要较长时间肠内营养的患者，建议术中放置空肠造瘘管。(C)

3. 施行近端胃肠道吻合术、需要肠内营养的患者，应当经吻合口远端的空肠营养管喂养。(B)

4. 非腹部手术患者，若需要接受大于2～3周的肠内营养，如严重的头部

外伤患者，经皮内镜下胃造口术（PEG）是首选的管饲途径。（C）

参考文献

1. Gauderer MWL，Ponsky JL，Izant RJ. Gastrostomy without laparotomy：a percutaneous endoscopic technique. J Pediatr Surg，1980，15（6）：872-875

2. Gutt CN，Held S，Paolucci V，et al. Experiences with percutaneous endoscopic gastrostomy. Word J Surg，1996，20（8）：1006-1009

3. Foutch PG，Haynes WC，Bellapravalu S，et al. Percutaneous endoscopic gastrostomy（PEG）. A new procedure comes of age. J Clin gastroenterol，1986，8（1）：10-15

4. Stellato TA，Gauderer MW. Percutaneous endoscopic gastrostomy for gastrointestinal decompression. Ann Surg，1987，205（2）：119-122

5. Marks JM，Ponsky JL. Access routes for enteral nutrition. Gastroenterologist，1995，3（2）：130-139

6. Stellato TA. Expanded applications of percutaneous endoscopic gastrostomy. Gastrointest Clin N Am，1992，2（2）：249-257

7. Larson DE，Burton DD，Schroeder KW，et al. Percutaneous endoscopic gastrostomy：indications，success，complications and mortality in 314 consecutive patients. Gastroenterology，1987，93（1）：48-52

8. Miller RE，Gastleman B，Lacqua FJ，et al. percutaneous endoscopic gastrostomy：results in 316 patients and review of literature. Surg Endosc，1989，3（4）：186-190

9. 陈大伟，费哲为，骆明德，等．经皮内镜下胃造口术（附6例报告）．中国微创外科杂志，2001，5：280

10. 江志伟，汪志明，黎介寿，等．经皮内镜下胃造口、空肠造口及十二指肠造口120例临床分析．中华外科杂志，2005，43（1）：18-20

11. 江志伟，汪志明，李国立，等．经皮内镜下胃/空肠造口术并发症的预防与治疗．肠外与肠内营养，2004，11（2）：77-79

12. Löser C，Aschl G，Hébuterne X，et al. ESPEN guidelines on artificial enteral nutrition-percutaneous endoscopic gastrostomy（PEG）. Clin Nutr，2005，24（6）：848-861

13. Tablan OC，Anderson LJ，Besser R，et al. Guidelines for preventing health-care-associated pneumonia，2003：recommendations of CDC and the Healthcare Infection Control Practices Advisory Committee. MMWR Recomm Rep，2004，53（RR-3）：1-36

14. Senkal M，Zumtobel V，Bauer KH，et al. Outcome and costeffectiveness of perioperative enteral immunonutrition in patients undergoing elective upper gastrointestinal tract surgery：a prospective randomized study. Arch Surg，1999，134（12）：1309-1316

15. Daly JM，Bonau R，Stofberg P，et al. Immediate postoperative jejunostomy feeding. Clinical and metabolic results in a prospective trial. Am J Surg，1987，153（2）：

198-206

16. Braga M, Gianotti L, Gentilini O, et al. Feeding the gut early after digestive surgery: results of a nine-year experience. Clin Nutr, 2002, 21 (1): 59-65

17. Pacelli F, Bossola M, Papa V, et al. Enteral vs. parenteral nutrition after major abdominal surgery: an even match. Arch Surg, 2001, 136 (8): 933-936

18. Bozzetti F, Braga M, Gianotti L, et al. Postoperative enteral versus parenteral nutrition in malnourished patients with gastrointestinal cancer: a randomized multicentre trial. Lancet, 2001, 358: 1487-1492

19. Daly JM, Bonau R, Stofberg P, et al. Immediate postoperative jejunostomy feeding. Clinical and metabolic results in a prospective trial. Am J Surg, 1987, 153 (2): 198-206

20. Kemen M, Senkal M, Homann HH, et al. Early postoperative enteral nutrition with arginine-omega-3 fatty acids and ribonucleic acid-supplemented diet versus placebo in cancer patients: an immunologic evaluation of impact. Crit Care Med, 1995, 23 (4): 652-659

21. Braga M, Gianotti L, Gentilini O, et al. Feeding the gut early after digestive surgery: results of a nine-year experience. Clin Nutr, 2002, 21 (1): 59 65

第二节 肠内营养输注泵

一、背 景

肠内营养输注泵（enteral feeding pump）是一种由电脑控制输液的装置，可精确控制肠内营养液的输注[1,2]。

以往，鼻饲或经造瘘进行肠内喂养通常以重力为动力或采用注射器推注。然而，一些因素，如很细的输液管、高浓度（黏稠）的液体等均能影响液体输注速度；患者体位的改变、输注管的扭曲受压等，随时都可能改变滴速；而滴速及营养液的黏稠度又影响液滴的大小，从而影响输液的速度及总输液量。

目前，使用肠内营养输注泵能提供适当压力以克服阻力，保证输液的速度[2]。

输液泵的发展经历了由单纯机械泵到机械电脑泵，直至目前的人工智能输液泵的演进过程，其功能也由单纯的控制输液速度到附加多种故障自动识别报警功能，包括空气、堵管、液体输完及机器故障报警等。可设置计划输入的液体量，并可显示输液速度、已输入的量等；可通过获得近期内输入液体记录。

可减少肠内营养的胃肠道不良反应，提高患者对肠内营养的耐受性，亦有利于血糖控制[3]。

二、证 据

在肠内营养中，输液速度过快或过慢，一方面可引起患者血糖水平的明显波动，不利于营养物质的吸收和利用，甚至发生高渗非酮症性昏迷或低血糖反应及其他严重的代谢性并发症；另一方面，可能造成或加重患者的胃肠道不适[1,2]。

而采用持续性肠内营养输注泵喂养，可有效减少胃和食管不适的发生，并且可以为吸收能力受限的患者提供最大程度的营养支持[1]。

美国肠外肠内营养学会（ASPEN）和欧洲肠外肠内营养学会（ESPEN）均在其指南中推荐，对于长期（2～3 周或更长）接受肠内营养的患者使用肠内营养输注泵[4,5]。

Shang 等进行的前瞻随机交叉（crossover）研究表明，对卧床患者进行长期肠内营养支持，采用输注泵辅助经皮内镜下胃造口术（PEG）肠内喂养，较采用重力滴注肠内喂养可显著改善安全性，包括降低腹泻、呕吐、反流和吸入性肺炎的发生率，并且更有效地控制血糖[6,7]。

Dwolatzky 等进行的多中心前瞻性研究表明，对慢性疾病老年患者（65 岁及以上）采用 PEG 进行长期持续性输注泵肠内喂养，显著提高生存率（$P=0.01$），降低误吸发生率（$P=0.01$），提高患者对肠内喂养的耐受性[8]。

对 73 例脑挫伤患者的随机对照研究显示，采用输注泵匀速肠内喂养较注射器推注显著增加肠内营养耐受量（$P<0.05$），减少胃肠道不良反应的发生率（$P<0.01$），并使血糖保持平稳（$P<0.05$）[9]。

对 100 例危重症患者的病例报告研究也表明，输液泵恒温下持续喂养较传统注射器分次推入，可显著降低腹泻、低血糖、吸入性肺炎、恶心、呕吐、胃管堵塞的发生率（$P<0.01$）[10]。

对 60 例老年卒中患者的病例报告表明，采用输注泵进行肠内喂养较传统的注射器推注，可显著降低反流、误吸、腹胀和吸入性肺炎的发生率（$P<0.05$）[11]。

三、推 荐 意 见

1. 对危重症患者（如短肠综合征、炎性肠病、部分肠梗阻、肠瘘、急性胰腺炎等）、重大手术后患者在刚开始接受肠内营养时，推荐使用肠内营养输注泵。(C)

2. 对接受2～3周及以上肠内营养支持或长期（6个月或更长）采用PEG进行肠内营养的患者，推荐使用输注泵输注优于重力滴注。(A)

3. 对血糖波动较大的患者（高渗非酮症性昏迷或低血糖反应及其他严重的代谢性并发症）推荐使用肠内营养输注泵。(A)

4. 对老年卧床患者进行肠内营养时，推荐使用肠内营养输注泵。(D)

5. 对输入肠内营养液的“速度”较为敏感的患者，推荐使用肠内营养输注泵。(D)

6. 下述情况均推荐使用肠内营养输注泵：肠内营养液黏度较高（如高能量密度的肠内营养液），进行直接的十二指肠或空肠喂养时，需要严格控制输注速度时，输注大剂量、高渗透压的营养液时，家庭肠内营养支持。(D)

参 考 文 献

1. Stroud M, Duncan H, Nightingale J. Guidelines for enteral feeding in adult hospital patients. Gut, 2003, 52: 1-12

2. 蒋朱明，于康. 肠外与肠内营养有关的现代输液系统. 国外医药与技术杂志，1998，6：84

3. 彭南海，倪元红. 肠内与肠外营养护理20年的进展与展望. 实用临床医药杂志，2005，9：94-96

4. ASPEN Board of Directors and The Clinical Guidelines Task Force. Guidelines for the use of parenteral and enteral nutrition in adult and pediatric patients. JPEN, 2002, 26 (Suppl): 1SA-137SA

5. Löser C, Aschl G, Hébuterne X, et al. ESPEN guidelines on artificial enteral nutrition-percutaneous endoscopic gastrostomy (PEG). Clin Nutr, 2005, 24: 848-861

6. Shang E, Griger N, Sturm JW, et al. Pump-assisted enteral nutrition can prevent aspiration in bedridden percutaneous endoscopic gastrostomy patients. JPEN, 2004, 28: 180-183

7. Shang E, Griger N, Sturm JW, et al. Pump-assisted versus gravity-controlled enteral nutrition in long-term percutaneous endoscopic gastrostomy patients: a prospective controlled trial. JPEN, 2003, 27: 216-219

8. Dwolatzky T, Berezovski S, Friedmann R, et al. A prospective comparison of the use of nasogastric and percutaneous endoscopic gastrostomy tubes for long-term enteral feeding in older people. Clin Nutr, 2001, 20 (6): 535-540

9. 严莹，刘汉，倪海滨. 输液泵滴注肠内营养液在重度脑挫伤患者中的应用. 护理学杂志，2004，19（16）：70-71

10. 吕霞. 输液泵恒温下持续喂养对减少危重患者肠内营养并发症的探讨. 现代护理，2005，11（24）：2106-2107

11. 丁俭，宋七仙．喂饲泵应用的临床观察及护理．上海护理，2002，2（1）：6-7

12. 曾春树，蒋朱明，于康．营养支持的现代输液系统（泵等）肠内营养．北京：人民卫生出版社，2002.258-264

第三节 肠外营养输注途径

一、背景

用于肠外营养输注的静脉置管途径可分为周围静脉导管（PVC）与中心静脉导管（CVC）。中心静脉置管又可分为经外周静脉穿刺置入中心静脉导管（PICC）、直接经皮穿刺中心静脉置管、隧道式中心静脉导管（CVTC）、输液港（port）。选择何种输注途径，需考虑以下因素：患者以往静脉置管病史，静脉解剖走向，出凝血功能，预计肠外营养持续时间，护理环境，潜在疾病等[1]。中心静脉置管的应用越来越普遍，包括肠外营养液输注、血制品输注等。应用CVC可显著减少周围静脉穿刺的次数，但不可避免地，也导致一些并发症的发生。因此，必须由经培训的专门人员置管和维护，操作时必须严格遵守无菌操作规则。

二、证据

（一）输液途径选择

周围静脉置管定义为皮下浅静脉置短导管或钢针。美国静脉输液护理学会（INS）组织编写并发表的《输注治疗护理实践标准》[1]中提出，超过10％葡萄糖和/或5％蛋白质的肠胃外营养液，pH值低于5或大于9的液体/药物，以及渗透压大于500mOsm/L的液体/药物，不适合经周围静脉输注。但是，目前临床广泛使用的“全合一”营养液含有脂肪乳剂，不仅能够有效降低溶液渗透压，还具有一定的保护血管内皮作用[2]。此外，长时间均匀慢速输注也能够减少对血管的刺激。有作者报告，不超过900mOsm/L渗透压的静脉营养液可经周围静脉输注[3]。20世纪90年代期间，有关经周围静脉输注肠外营养液的前瞻性研究得到较为一致的结论为：70％以上的患者周围静脉能够耐受常规能量与蛋白质密度的肠外营养配方全合一溶液，但输注肠外营养超过10～14天后，周围静脉较难耐受[4]。

中心静脉置管途径包括锁骨下静脉穿刺、颈内静脉穿刺、股静脉穿刺。需长期使用的，还可采用隧道式中心静脉导管（如Broviac CVTC和Hickman CVTC）。经周围中心静脉置管（PICC）是自20世纪90年代发展起来的另一种静脉穿刺技术，注册护士经培训合格即可操作。我国从 1996 年开始正式使用。

迄今有关 PICC 的随机对照研究（RCT）较少。2000 年发表的一项比较 PICC 与 CVC 的 RCT 结果显示，PICC 的血栓性静脉炎发生率较高，穿刺难度更高，穿刺未能达到预计部位的发生率更高，但感染、导管异位、导管堵塞的发生率两者间无显著性差异[5]。其他几个非 RCT 研究同样报告了 PICC 置管难度较高，且局部并发症、导管断裂/渗漏的发生率较高，而感染性并发症的发生率与 CVC 比较有减少趋势[6]。至 2003 年，一项前瞻性多中心调查研究结果显示，PICC 较 CVC 有更低的感染发生率[7]。2005 年发表的一篇队列研究结果提示，与颈内及锁骨下静脉穿刺相比（感染率 2～5 例/1000 导管置管日），PICC 的感染率无显著性差异（2.1 例/1000 导管置管日），但高于隧道式中心静脉导管（1 例/1000 导管置管日）[8]。近年来临床应用 PICC 越来越广泛，随着穿刺与护理经验的不断积累，以及 PICC 导管自身技术的改进，并发症的发生率有下降趋势。迄今没有 RCT 比较 PICC 与 CVC 的感染率。综合上述报告结果，PICC 的血栓性静脉炎发生率高于 CVC；而感染发生率有不同的报告结果。因此，需要综合考虑患者的病情、血管条件、可能需要的营养液输注天数、操作者的资质与技术熟练程度，谨慎选择置管方式。

比较 PICC 与 PVC 的几个 RCT 多在儿科患者中进行，结论均肯定了 PICC 能够显著减少患儿静脉穿刺次数，而未带来更多的感染并发症。虽然 PICC 的费用较高，但减少穿刺次数使父母与患儿对 PICC 置管技术有相当好的接受性，也因此使这项技术有了良好的成本-效应比[9,10]。

输液港适用于长期间歇性静脉输注的患者，对于肠外营养支持患者而言应用意义不大[11]。

（二）穿刺部位选择

成人患者周围静脉穿刺常规首选上肢远端部位。一般不选择下肢静脉穿刺，以避免静脉栓塞和血栓性静脉炎的危险[1]。PICC 穿刺常规首选肘窝区，应尽可能避免接受乳房切除术和/或腋窝淋巴结清扫、接受放射治疗的患侧上肢[1]。

中心静脉穿刺部位的选择需综合比较各部位发生血栓性静脉炎、机械性并发症、导管感染的可能性。与其他部位相比，成人患者的股静脉置管有更高的感染发生率和静脉栓塞发生率，因此不推荐作为肠外营养支持途径[12]。颈内静脉置管与锁骨下静脉置管比较，前者有更高的局部血肿、动脉损伤、导管相关性感染发生率，但锁骨下静脉置管穿刺并发气胸的发生率较高。需要指出，比较两种置管方式的研究均非随机对照研究。有作者对已发表的前瞻性非随机对照研究作了 meta 分析，结果提示颈内静脉穿刺的动脉损伤发生率高于锁骨下静脉，两者间有显著性差异[13]。除此以外，两组的感染、血胸、气胸、血栓发生率均无显著性差异。临床上，锁骨下静脉穿刺更为普遍。

（三）超声引导置管

超声或血管造影引导下行中心静脉穿刺与体表标志穿刺的对照研究较多，2003 年发表于英国医学杂志（BMJ）的一篇系统评价文章，对二维超声引导置管与体表标志置管进行了比较，共纳入 15 个 RCT[14]。分析结果显示：超声引导颈内静脉置管的成功率显著高于体表标志法，而行锁骨下静脉置管体表标志法的成功率高于超声引导置管法。2005 年的一个 RCT 则肯定了超声引导置管的优势[15]。

（四）并发症及其防治

中心静脉穿刺成功后，应常规接受胸部 X 线片检查，排除气胸，但超声引导中心静脉穿刺后接受胸部 X 线片检查意义不大[16]。2005 年发表的一项研究对 843 例患儿 PICC 穿刺后的影像学检查发现，其中 723 例（85.8%）PICC 导管尖端没有达到预计的上腔静脉内，需要重新调整导管长度[17]。美国 FDA 于 1989 年发布的有关中心静脉置管的指南中明确指出：导管尖端进入右心房可能致猝死，任何中心静脉留置导管的头部均不得位于心脏或存在可能进入心脏的风险。中心静脉置管后应当常规接受影像学检查，确定导管尖端的位置[16]。

感染是中心静脉置管的主要并发症之一。近 20 年的文献报告显示，置管时严格无菌操作，具有资质的护理人员实行置管与维护操作，是减少导管相关感染的重要手段[18]。中心静脉穿刺之前预充抗生素或输液间歇期定期抗生素＋肝素冲管，均被证实是减少导管相关感染的有效手段，而后者效果更佳[19,20]。一项比较穿刺前皮肤消毒剂的 RCT 表明，2%洗必泰酊剂较 10%聚维酮碘有更低的感染发生率[21]。

敷料的作用包括保护穿刺点、避免污染、固定导管等。目前常用的是聚亚胺酯（polyurethame）透明敷料。有观点认为：聚亚胺酯敷料可能增加局部皮肤湿度，从而增加局部微生物增殖的机会。但 Cochrane 协作网发表的比较纱布敷料和聚亚胺酯透明敷料作用的系统评价结论为：依据目前的临床研究，无法判断何种敷料具有更好的防感染作用，需要设计良好的进一步 RCT[22]。不推荐穿刺部位常规使用抗生素药膏，这样做反而增加真菌感染和耐药的发生[23,24]。

导管栓塞是较为常见的 CVC 和 PICC 并发症。置管前预充小剂量肝素或肝素涂层导管，能够有效预防导管内血栓形成[25]。然而，在全合一肠外营养液中添加肝素，未能被证实是预防导管相关血栓的有效手段，而已有的研究数少、样本量小[26]。此外，添加肝素可降低全合一营养液中脂肪乳剂的稳定性，出现脂肪分层[27]。有两个 RCT 报告显示，与头端剪口的中心静脉导管相比，侧向瓣膜导管在减少血栓并发症方面的差异无统计学意义[28,29]。需要特别强调的是，良好的护理具有重要作用，有研究显示经过半年的针对性护理培训，PICC 的堵塞率由原来的 29％下降到 8.5％[30]。

（五）导管保留时间

CVC 和 PICC 的体内最长保留时间尚无明确规定。较硬质材质导管（聚氯乙烯、聚丙烯、聚乙烯）置管的成功率较高，但感染的发生率和机械性并发症的发生率也高[31]，而较软质材质导管（硅胶、聚亚胺酯）发生栓塞、创伤的概率较低，长期使用有一定优势[32,33]。

三、推 荐 意 见

1. 经周围静脉缓慢均匀输注能够耐受常规能量与蛋白质密度的肠外营养配方全合一溶液，但不建议连续输注时间超过 10～14 天。(C)

2. 如果经周围静脉输入出现 3 次以上静脉炎，考虑系药物所致，应采用 CVC 或 PICC 置管。(D)

3. 肠外营养支持时间预计＞10～14 天，建议采用 CVC 或 PICC 置管。(B)

4. 在成人患者中，需要综合考虑患者的病情、血管条件、可能需要的营养液输注天数、操作者的资质与技术熟练程度，谨慎决定置管方式。(C)

5. 若静脉置管单纯为输注肠外营养，通常不推荐采用输液港。(D)

6. 成人患者周围静脉穿刺常规首选上肢远端部位。(C)

7. PICC 穿刺常规首选肘窝区，应尽可能避免选择接受乳房切除术和/或腋窝淋巴结清扫、接受放射治疗的患侧上肢。(C)

8. CVC 穿刺部位首选锁骨下静脉。(B)

9. 超声引导颈内静脉置管的成功率显著高于体表标志法，而行锁骨下静脉置管体表标志法的成功率高于超声引导置管法。(A)

10. 中心静脉置管（包括 PICC）后应常规行影像学检查，确定导管尖端部位，并排除气胸。超声引导穿刺例外。(A)

11. PICC 导管尖端必须位于腔静脉内。(A)

12. 中心静脉置管须严格按无菌操作规范进行。(B)

13. 穿刺局部消毒 2％洗必泰优于 10％聚维酮碘。(A)

14. 纱布敷料和聚亚胺酯透明敷料均可用于穿刺部位。(A)

15. 如果穿刺部位有出血或渗出，纱布敷料较聚亚胺酯敷料为佳。(C)

16. 敷料一旦发生潮湿、松脱，需要及时更换。(C)

17. 不推荐穿刺部位使用抗生素药膏，这样做反而增加真菌感染和耐药的发生，并可能破坏聚亚胺酯敷料。(B)

18. 小剂量肝素可能有效预防导管堵塞。(A)

19. 头端剪口与侧向瓣膜中心静脉导管相比，对预防血栓发生无影响。(A)

20. PICC置管及置管后护理应由经专门培训、具有资质的护理人员进行。(B)

21. 长期肠外营养建议选用硅胶、聚亚胺酯材料。(C)

22. CVC和PICC的体内最长保留时间尚无明确报道。美国AVA曾建议不超过1年，但未成文件。但应当经常对穿刺部位进行监测，怀疑导管感染或其他相关并发症时，应立即拔除导管。(C)

参考文献

1. 美国静脉输液护理学会．输液治疗护理实践标准．第2版．北京：中华护理学会，2002

2. Sobotka L. Nutritional Support in Neonatologg. Basics in clinical nutrition．3rd ed. Galen Semily (Czech Republic)，2004，233-237

3. Kane KF，Cologiovanni L，McKiernan L，et al. High osmolality feedings do not increase the incidence of thrombophlebitis during peripheral i. v. nutrition (Abstract). JPEN，1996，20 (3)：194-197

4. Anderson AD，Palmer D，MacFic J. Peripheral parenteral nutrition. British J Surg，2003，90：1048-1054

5. Cowl CT，Weinstock JV，Al-Jurf A，et al. Complications and cost associated with parenteral nutrition delivered to hospitalized patients through either subclavian or peripherally-inserted central catheters. Clin Nutr，2000，19 (4)：237-243

6. Duerksen DR，Papineau N，Siemens J，et al. Peripherally inserted central catheters for parenteral nutrition：a comparison with centrally inserted catheters. JPEN J Parenter Enteral Nutr，1999，23：85-89

7. Alonso-Echanove J，Edwards JR，Richards MJ，et al. Effect of nurse staffing and antimicrobial-impregnated central venous catheters on the risk for bloodstream infections in intensive care units. Infect Control Hosp Epidemiol，2003，24 (12)：916-925

8. Safdar N，Maki DG. Risk of catheter-related bloodstream infection with peripherally inserted central venous catheters used in hospitalized patients. Chest，2005，128 (2)：489-495

9. Schwengel DA，McGready J，Berenholtz S，et al. Peripherally inserted central catheters：a randomized，controlled，prospective trial in pediatric surgical patients. Anesth

Analg，2004，99 (4)：1038-1043

10. Janes M，Kalyn A，Pinelli J，Paes B. A randomized trial comparing peripherally inserted central venous catheters and peripheral intravenous catheters in infants with very low birth weight. J Pediatr Surg，2000，35 (7)：1040-1044

11. Koletzko B，Goulet O，Hunt Joanne，et al. Guidelines on Paediatric Parenteral Nutrition of the European Society of Paediatric Gastroenterology，Hepatology and Nutrition (ESPGHAN) and the European Society for Clinical Nutrition and Metabolism (ESPEN) . J Pediatr Gastr Nutr，2005，41：S54-S62

12. Trottier SJ，Veremakis C，O'Brien J，et al. Femoral deep vein thrombosis associated with central venous catherization：a results from a prospective randomized trial. Crit Care Med，1995，23：59

13. Ruesch S，Walder B，Tramer MR. Complication of central venous catheters：internal jugular versus subclavian access-a systematic review. Crit Care Med，2002，30 (2)：454-460

14. Hind D，Calvert N，McWilliams R，et al. Ultrasonic locating devices for venous cannulation：meta-analysis. BMJ，2003，327：361

15. Milling TJ，Rose J，Briggs WM，et al. Randomized，controlled clinical trial of point-of-care limited ultrasonography assistance of central venous cannulation：the Third Sonography Outcomes Assessment Program (SOAP-3) Trial. Crit Care Med，2005，33 (8)：1764-1769

16. ASPEN Board of Directors and the Clinical Guidelines Task Force. Guideline for the use of parenteral and enteral nutrition in adult and pediatric patients. JPEN J Parenter Enteral Nutr，2002，26 (1 Suppl)：1SA-137SA

17. Fricke BL，Racadio JM，Duckworth T，et al. Placement of peripherally inserted central catheters without fluoroscopy in children：initial catheter tip position. Radiology，2005，234：887-892

18. O'Grady NP，Alexander M，Dellinger EP，et al. Guideline for the prevention of intravascular catheter-related infections. American centers for disease control and prevention. MMWR Recomm Rep. 2002，51 (RR-10)：1-29

19. van de Wetering MD，van Woensel JB. Prophylactic antibiotics for preventing early central venous catheter Gram positive infections in oncology patients. Cochrane Database Syst Rev，2003，(2)：CD003295

20. Marin MG，Lee JC，Skurnick JH. Prevention of nosocomial bloodstream infections：Effectiveness of antimicrobial-impregnated and heparin-bonded central venous. Crit Care Med，2000，28 (9)：3332-3338

21. Mimoz O，Pieroni L，Lawrence C，et al. Prospective，randomized trial of two antiseptic solutions for prevention of central venous or arterial catheter colonization and in-

fection in intensive care unit patients. Crit Care Med，1996，24：1818-1823

22. Gillies D，O'Riordan L，Carr D，et al. Gauze and tape and transparent polyurethane dressings for central venous catheters. Cochrane Database of Syst Rev，2003，(4)：CD003827

23. Maki DG，Band JD. A comparative study of polyantibiotic and iodophor ointments in prevention of vascular catheter-related infection. Am J Med，1981，70：739-744

24. Zakrzewska-Bode A，Muytjens HL，Liem KD，et al. Mupirocin resistance in coagulase-negative staphylococci，after topical prophylaxis for the reduction of colonization of central venous catheters. J Hosp Infect，1995，31：189-193

25. Randolph AG，Cook DJ，Gonzales CA，et al. Benefit of heparin in central venous and pulmonary artery catheters：a meta-analysis of randomized controlled trials. Chest，1998，113 (1)：165-171

26. Kleak CP，Smorenburg SM，Buller HR. Thrombosis prophylaxis in patient populations with a central venous catheter. Arch Intern Med，2003，163 (8)：1913-1921

27. Trissel LA，Gilbert DL，Martinez JF，et al. Compatibility of medications with 3-in-1 parenteral nutrition admixtures. JPEN，1999，23，2：67-74

28. Warner BW，Haygood MM，Davies SL，et al. A randomized，prospective trial of standard Hickman compared with Groshong central venous catheters in pediatric oncology patients. J Am Coll Surgeons，1996，183：140

29. Biffi R，De Braud E，Orsi F，et al. A randomized，prospective trial of central venous ports connected to standard open-ended or Groshong catheters in adult oncology patients. Cancer，2001，92 (5)：1204-1212

30. Gno A，Murphy S. A theory-based intervention to improve nurses' knowledge，self-efficacy，and skills to reduce PICC occlusion. J Infus Nurs，2005，28 (3)：173-181

31. Sheth NK，Franson TR，Rose HD，et al. Colonization of bacteria on polyvinyl chloride and Teflon intravascular catheters in hospitalized patients. J Clin Microbiol，1983，18，1061-1063

32. Sank A，Chalabian-Baliozian J，Ertl D，et al. Cellular responses to silicone and polyurethane prosthetic surfaces. J Surg Res，1993，54：12-20

33. Polderman KH，Girbes AJ. Central venous catheter use. Part 1：mechanical complications. Intensive Care Med，2002，28：1-17

第六章　疾病营养支持

第一节　术后糖、电解质输液

一、背　　景

术后糖电解质输液（postoperative glucose electrolytes infusion）一般是指经外周静脉途径输注葡萄糖、电解质液体，为患者提供一定的能量底物，维持水电解质平衡，保持机体内环境的稳定。

随着手术的适应范围扩大，麻醉、手术技术的提高，围手术期合理的葡萄糖电解质输液治疗管理显得尤为重要。外科病人术前及经历复杂外科手术后常伴随体液量的快速变化而需要在对葡萄糖电解质输液治疗进行不断的评估和修正。应根据病史、查体、实验室检查和外科手术综合评估水和电解质失衡。最重要的目标是维持血流动力学稳定和在血流灌注不足时保护重要的生命器官（脑、心、肝、肾）。所有体液的丢失源都必须计算在内。水和电解质失衡应该逐渐调整以避免液体过剩，并且应该体现个体化治疗原则[1]。

合理的围手术期糖电解质输液或营养支持需建立在循证医学基础上，减少不必要或不合理营养支持带来的众多风险和医疗资源浪费，同时应建立并应用合理、安全、简便的葡萄糖电解质输液治疗。

术后糖电解质输液治疗对患者临床结局影响，目前仅有一些小样本和方法学质量不高的临床研究，且所研究的患者类型亦很少（如 ICU 病人）[2,3]。对术后不能进食患者进行糖电解质输液治疗适应证的研究文献中，常用糖电解质输液（如 5%葡萄糖盐水）与肠外营养（PN）两种方法相对比。

围手术期体液平衡的原则[2]：

1. 纠正术前存在的任何不足

2. 基本需要的供给

3. 补充非正常丢失，如：术前的丢失，引流和发热等

4. 如果可能，用口服补充途径。外科手术后往往需要一段时间后才能开始经口补充

术后患者水、电解质失衡和以下风险因素相关[2]：

1. 手术情况
2. 使手术复杂化的内科疾病
3. 术前存在的内科疾病（如：心、肺、肾相关疾病）
4. 药物，如利尿药
5. 老年病人自我平衡能力降低易使其受水和电解质不足或过载的影响

以下病人风险更大：

1. 老年
2. 存在心脑血管疾病病史或曾发生心脑血管事件
3. 存在肾脏疾病病史
4. 围手术期有较大量的液体丢失

补充输液是补充在治疗前所丢失的水电解质及因呕吐、胃肠减压、肠瘘等所致的额外丢失。水分缺乏量可通过体重减少量或必需水分量与摄取水分量之差计算得到；电解质缺乏量可根据一天的排泄量或血浆电解质浓度推测。

维持输液与补充输液在所含的电解质浓度不同。维持输液是给予一日的必需量：包括水、电解质和能量等营养素，即可维持生命。

二、证　据

国际上多个 RCT 和系统评价发现，对大多数无营养风险的患者，不适当的应用肠外营养可能会增加感染和代谢并发症，增加不必要的医疗费用[4-8]。

我国首次大规模多中心住院患者营养风险调查研究表明目前外科住院患者中部分术后不需要肠外营养支持的患者接受了肠外营养支持[9]。

对营养状况良好的患者，使用 PN 可能导致的风险大于可能的获益[5,10]。

术后 7 天内可恢复经口进食的患者接受全肠外营养支持（TPN）不能使患者获益[11]。

决定患者使用糖电解质输液治疗还是需要全肠外营养支持（TPN）的一个关键因素是营养风险筛查。通过营养风险筛查，可明确术后需要肠外营养支持和糖电解质输液治疗的指征。2002 年欧洲肠外肠内营养学会（ESPEN）发表一种结合四方面内容的、新的营养评定工具——“营养风险筛查”（NRS 2002）。多中心临床研究表明，NRS2002 在预测营养风险和患者对治疗的反应方面，具有其他工具所不可比拟的优势。已被 ESPEN 和本指南推荐为住院患者营养风险筛查的首选工具[12-14]。

术后补水（钠）还是限水（钠）仍存在争论，具有循证基础的术后糖电解质输液治疗策略和术后体液平衡的管理证据目前较少，但必须注意的重点是：

要避免术后早期的血容量不足[2]。

目前国内对病房治疗室配制输液的缺陷了解不够，风险意识不强。传统的病房配制输液存在很大缺点，如：其成分组成不合理；配制计算操作复杂、费时；已有的一些调查报告发现，病房配液容易带进微粒及微生物污染。因此，如何使常规输液变得既合理又简单易行，术后患者接受何种液体治疗更合理成为围手术期患者输液治疗中最为引起关注的问题之一[15-20]。工业化糖电解质输液产品，其成分组成较合理，能减少繁杂的配液操作、可避免反复配药等过程中导致的微粒污染、感染等风险。有益于合理应用卫生资源[15-20]。

三、推 荐 意 见

1. 推荐对所有外科住院患者在入院后，采用 NRS 工具进行营养风险筛查，无营养风险的患者结合临床分析，用糖电解质输液。(A)

2. 术后应给予满足成年患者维持生理基本需要的水和电解质。(A)

3. 成人（以体重 60kg 为例）糖电解质输液的推荐方案：水必需量为 2000～2500ml，电解质 Na^+ 为 50mmol，Cl^- 为 50mmol，K^+ 为 20～50mmol (A)。配方合理、输注安全和使用方便的产业化的复方糖电解质输液产品进行维持输液是国际上广为接受的方案。推荐根据患者的水电解质平衡状况及需要量，给以复方维持输液（参见本部分“附录”）[21]。(D)

附 录[22-24]

1. 人体正常需要量、不同维持补液电解质含量及简便方案

	Water (ml)	Na^+ (mmol/L)	K^+ (mmol/L)
60kg 成人生理需要量	2100～2400	80～120	40
复方糖电解质输液	2000	100	40
5%G NS	2000	308	–
10%G	2000	–	–

2. 几种补充输液的电解质含量及简便方案

	Na^+ (mmol/L)	K^+ (mmol/L)	Cl^- (mmol/L)	Ca^{2+} (mmol/L)	HCO_3^- (mmol/L)
血浆	142	4	103	2.25	27
乳酸林格液	130	4	109	1.5	28
林格液	147	4	155	2.25	–
复方电解质输液	60	25	49	–	25

参考文献

1. Suresh G. Nair，Rakhi Balachandran. Perioperative fluid and electrolyte management in paediatric patients. Indian J Anaesth，2004，48（5）：355-364

2. Scottish Intercollegiate Guideline Network. Postoperative management in adults. A Practical guide to postoperative care for clinical staff. August 2004

3. Gail Cresci. Nutrition Support for the Critically Ill Patient——A Guide to Practice. 2005 CRC Press，taylor & Francis Group，NW

4. The Veterans Affairs Total Parenteral Nutrition Cooperation Study Group. Perioperative total parenteral nutrition in surgical patients. N Engl J Med，1991，325：525

5. Koretz RL，Lipman TO，Klein S. AGA technical review on parenteral nutrition. Gastroenterology，2001，121：970-1001

6. 蒋朱明，王秀荣，顾倬云，郑伟．肠内或肠外营养对手术后病人的氮平衡、肠通透性、血浆氨基酸及费用等的影响（60 例随机、对照、多中心临床研究）。中国临床营养杂志，2001，9：73-76

7. Klein S，Kinney J，Jeejeebhoy K，et al. Nutrition support in clinical practice：review of published data and recommendations for future research direction. JPEN，1997，21：133-156

8. Heyland TK，MacDonald S，Keefe L，et al. Total parenteral nutrition in the critically ill patient. A Meta-analysis. J Am Med Assoc，1998，280：2013-2019

9. Jiang Z M（蒋朱明）（Beijing），Chen W（Beijing），Zhan W H（Guangzhou），Jiang H（Chendu），Cai W（Shanghai），Zhang S T（Beijing），Peng N H（Nanjing），Han C M（Hangzhou），et al. Parenteral and enteral nutrition application in China：A survey in 19 hospitals of 13 major metropolitan cities' 15098 Patients by using the Nutrition Risk Screening. Clinical Nutrition Supplement 2. 133-134

10. The Veterans Affairs Total Parenteral Nutrition Cooperation Study Group. Perioperative total parenteral nutrition in surgical patients. N Engl J Med，1991，325：52

11. Lubos Sobotka，主编．临床营养基础［M］．蔡威，译．第 2 版．上海：复旦大学出版社，2002，153-155

12. Kondrup J，Allison SP，Elia M，et al. ESPEN guidelines for nutrition screening 2002［J］. Clin Nutr，2003，22（4）：415-421

13. Kondrup J，Rasmussen H H，Hamberg O，et al. Nutritional Risk Screening（NRS 2002）：a new method based on an analysis of controlled clinical trials. Clin Nutr，2003，22（4）：321-336

14. Kondrup J，Johansen N，Plum L M et al. Incidence of nutritional risk and causes of inadequate nutritional care in hospitals. Clin Nutr，2002，21：461-468

15. 周文丽．静脉输液中微粒污染的危害与临床预防．医学理论与实践 2005；18（9）：1104-1105

16. 李学福，朱兆龙，刁丽华，等．胶塞微粒污染输液液体的实验研究．中华护理杂志，1993，28（9）：515-516

17. Garvan JI，Gunner BW. Particulate contamination of intravenous fluids. British Journal of clinical，1971，25（3）：119-121

18. 李世珍，杨文娟，张文华．临床输液微粒污染的因素分析与预防．中国误诊学杂志，2003，3（7）：1108

19. 东口高志．NST 实践（Nutrition Support Team Practice Manual）．医药业出版株式会社，2005

20. 陈敏章，蒋朱明．临床水与电解质平衡．第 2 版．北京：人民卫生出版社，1999

第二节 围手术期肠外营养

一、背 景

营养不良一直是影响外科手术患者结局的重要因素。文献报道：营养不良患者创伤愈合缓慢，免疫应答能力受损，手术耐受能力下降，术后并发症的发生率 20 倍于无营养不良者，并且住院时间长，花费多，死亡率亦高[1,2]。营养支持能改善病人的营养状况，提高对手术的耐受能力，减少术后并发症、提高康复率和缩短住院时间。因此对营养不良病人进行围手术期营养支持是有必要的。

围手术期肠外营养支持可分为三类：①术前需要营养支持；②术前开始营养支持，并延续至手术后；③术前营养状况良好，术后发生并发症，或者是手术创伤大、术后不能经口进食的时间较长，或者术后摄入的营养量不足而需要营养支持。

但营养支持绝非急诊处理措施，应该在病人生命体征平稳后才按适应证指南和使用规范进行[3]。

随着代谢研究的深入与临床经验的积累，围手术期营养支持的目的不再是单纯的维持手术病人的氮平衡，保持患者的瘦体组织（lean body mass），而是为维护脏器、组织和免疫功能，促进脏器组织的修复，加速患者的康复。营养支持目的变化使得围手术期营养支持的必要性增加，更提高了营养支持的难度。

目前营养支持的利弊仍有不同意见，支持的作用和效果仍存在许多问题有待研究[3]。不适当的营养支持会给病人带来危害。

二、证　　据

围手术期肠外营养支持

Klein 等[4] 分析 13 项术前全肠外营养支持的前瞻性随机对照研究（RCT），总病例数共 1258 人。结果显示：对于中、重度营养不良患者，术前给予 7～10 天 TPN 可降低术后并发症 10%；对轻度营养不良患者术前 TPN 支持无益处，还可能增加感染并发症。同时分析 8 项术后 TPN 支持的瞻性、随机、有对照的研究资料，共 750 例。结果显示：TPN 组术后并发症增加 10%，死亡率与对照组相似。Waizberg 等[6] 分析 13 项术后 RCT，结果显示：术后 TPN 支持只对 20%的患者有益。目前有多个 RCT 和系统评价发现，对于大多数无营养风险的病人，围手术期接受单纯糖、电解质输液已经足够。对于这类病人使用肠外营养可能会导致感染和代谢并发症的增加，并增加不必要的医疗费用[7～9]。现多数 RCT 发现接受低热量 PN 的患者其高血糖的发生率明显低于“标准”热量对照组，部分研究显示对营养条件适当的患者，低热量 PN 能降低患者的术后住院日、住院费用及感染相关并发症[10～11]。

目前尚未发现有“对比糖、电解质输液与肠外营养对患者临床结局影响的随机对照研究”。

添加特殊营养素的围手术期肠外营养支持

在应激状态下，机体代谢的变化是内分泌改变和炎性细胞因子的共同作用所致。某些特殊的营养素（包括谷氨酰胺（Gln）、精氨酸、ω-3 脂肪酸、核酸和膳食纤维等）有不同程度调节炎症、代谢和免疫的作用，可能有助于改善病人营养支持的效果。RCT 表明：腹部大手术后，围手术期添加谷氨酰胺（Gln）的 TPN 能明显改善氮平衡，减少住院天数，降低危重病人的死亡率和住院费用[12～13]。但应用需要 10 天或 2 周以上，普通病人或短期使用意义不大。围手术期添加 ω-3 脂肪酸的 TPN 能阻断过度炎症反应，显著降低 SIRS 的发生率，提高重症病人的生存率，可能改善手术病人的临床结局[14～16]。

添加合成代谢制剂的围手术期肠外营养支持

围手术期生长激素（GH）的使用：目前文献报道的结果不一致。研究显示：腹部手术病人围手术期使用生长激素能显著改善氮平衡，减少住院时间，但血糖升高明显。另一项多中心研究报道[18]：使用生长激素增加 ICU 中感染并多器官功能障碍病人的死亡率。因此，围手术期生长激素的使用对感染率、并发症、死亡率、肿瘤复发以及临床结局的影响，需要进一步研究来评价。

目前尚未发现有肠外营养支持中的微量元素与维生素对患者临床结局影响的随机对照研究。

上述分析的结果表明，肠外营养支持的有效性不尽如人意，甚至增加了并发症。这可能与营养适应证选择不当、支持方案设计不合理、应用不规范方面等有关。临床上常见问题有两方面：(1) 术前需要营养支持的病人，支持时间不够；(2) 术后营养支持应用不规范甚至滥用。如此使得不需要营养支持的病人给予支持，而需要营养支持的病人出现支持不足。大量的临床实践表明：对无营养不良或应用状况接近正常的择期或限期手术病人，短期营养支持是无益的。即使术后获得一些蛋白质节省作用和某些生化指标的改善，但对术后并发症、死亡率、和住院时间都不会有影响，并使住院费用增加。从循证医学的角度来看这种支持是无效的，从卫生经济学的角度来看是浪费的。

显然有无营养风险是决定哪些病人需要制定围手术期肠外营养支持计划的重要因素。本指南已推荐使用 NRS 2002 (nutrition risk screening 2002，NRS 2002) 对患者进行营养风险筛查[19~21]。世界各地的研究表明，住院病人营养不良或营养风险发生率在 15%～60%之间[22]。

2005—2008 年，中华医学会肠外肠内营养学分会营养风险协作小组完成大医院的调查研究，2007 年开始中小医院的工作。追踪随访了每例受访者住院期间使用营养支持和液体治疗的状况。该研究纳入的患者类型涉及 6 个临床专科。调查发现，普外科存在营养风险的患者占 33.9%，而使用营养支持的患者占到被调查者的 56.4%，营养支持绝大多数为 PN。提示目前外科住院患者中一部分不需要营养支持的患者接受了的肠外营养支持[23,24]。

但并非所有经 NRS 2002 评定存在营养不良风险的病人均需接受临床营养支持，当出现下列情况时，可视为禁忌证。(1) 不可治愈、无存活希望、临终患者。(2) 需急诊手术的病人，术前不能实施营养支持者。

因此，只有正确掌握围手术期肠外营养支持的适应证、营养物质供给的量与质等，方能有利于病人的康复。建议标准配方为：热卡 25～30kcal/kg・d，其中 30%～40%由脂肪供能。0.15～0.2g/kg・d 氮摄入已能够满足机体需要 (热氮比约为 120：1)，并添加常规剂量的矿物质与微量营养素。

推 荐 意 见

1. 围手术期有营养风险或有营养不良的患者，以及由于各种原因导致连续 5～10 天以上无法经口摄食达到营养需要量的患者，应给予肠外营养支持 (A)。

2. 围手术期需要肠外营养支持的患者，可添加特殊营养素：谷氨酰胺 (Gln) (A)。

3. 围手术期有营养不良或有营养风险需要肠外营养支持的患者，尤其是危重症患者可添加特殊营养素：ω-3 脂肪酸 (C)。

参考文献

1. Klidjian Am, Archer TJ, Foster KJ, et al. Detection of dangerous malnutrition. JPEN, 1982, 6 (1): 119-121

2. Nicola Ward. Nutrition support to patients undergoing gastrointestinal surgery. Nutrition J, 2003, 2 (1): 18-23

3. Sobotkal 主编. 临床营养基础. 第2版. 蔡威译. 上海: 复旦大学出版社, 2002

4. Klein S, Kinney J, Jeejeebhoy K, et al. Nutrition support in clinical practice: review of publish data and recommendations for future research direction. JPEN, 1997, 21: 133-156

5. Bozetti F, Gavazzi C, Miceli R, et al. Perioperative total parenteral nutrition in malnourished, gastrointestinal cancer patients: a randomized, clinical trial. JPEN, 2002, 24 (1): 7-14

6. Waizberg DL, Plopper C, Terra RM, et al. Postoperative total parenteral nutrition in surgical patients. World J Surg, 1999, 23 (6): 560-564

7. Heyland DK, Montalvo M, Macdonald S, et al. Total parenteral nutrition in the surgical patient: a metal-analysis. Can J Surg, 2001, 44 (2): 102-111

8. The Veterans Affairs Total Parenteral Nutrition Cooperation Study Group. Perioperative total nutrition in surgical patients. N Engl J Med, 1991, 525-532

9. Koretz RL, Lipman TO, Klein S. AGA technical review on parenteral nutrition. Gastroenterology, 2001, 121: 970-1001

10. Patino JF, Pimiento SE, Vergara A, et al. Hopocaloric support in the critical ill. World J Surg, 1999, 23 (6): 553-559

11. 蒋朱明, 王秀荣, 韦军民, 等. 低氮低热量肠外营养与传统氮热量肠外营养对术后患者血糖、感染相关并发症、住院时间、费用等影响的比较 (100例随机、对照、多中心临床研究). 中国临床营养杂志, 2003, 3

12. 朱明炜, 韦军民, 王秀荣, 蒋朱明. 低热量营养支持对老年人创伤后代谢和预后影响的随机对照研究. 中华老年医学杂志, 2004, 3

13. 詹文华, 蒋朱明, 唐云, 等. 低氮低热量肠外营养对胃手术后患者结局的影响: 120例随机对照多中心临床研究. 中华医学杂志, 2007, 87 (25): 1729-1733

14. Teskos E, Reuter C, Stehle P, et al. Perioperative adminstration of parenteral fish oil supplements in a routine clinical setting improve patient outcome after major abdominal surgery. Clin Nutr, 2004, 23 (3): 325-330

15. Malik VK, Singh R, Kulkarni SS, Kulkarni HG. Perioperative parenteral fish oil in malnourish surgical patients. Clin Nutr, 2005, 24 (5): 595-601

16. 蒋朱明, 王秀荣, 韦军民, 等. ω-3脂肪酸强化的肠外营养对腹部术后患者的细胞免疫和结局的影响: 203例随机、对照、双盲、多中心临床研究. Clinical Nutrition

(Supplement 2005)（文摘）

17. Zhou Y, Wu XT, Yang G, et al. Clinical evidence of growth hormone for patients undergoing abdominal surgery: metal-analysis of randomized controlled trials. World J Gastroenterol, 2005, 11 (25): 3925-3930

18. Takala J, Ruokonen E, Webster N, et al. Increased mortality associated with growth hormone treatment in critical ill adults. N Engl J Med, 1999, 341 (11): 785-792

19. Jones JM. The methodology of nutritional screening and assessment tools. J Hum Nutr Diet, 2002, 15: 59-71

20. Kondrup J, Rasmussen H H, Hamberg O, et al. Nutritional Risk Screening (NRS 2002): a new method based on an analysis of controlled clinical trials. Clin Nutr, 2003, 22: 321-336

21. Kondrup J, Allison SP, Elia M, et al. ESPEN Guideline for Nutrition Screening, 2002, Clin Nutr, 2003, 22: 415-421

22. Kondrup J, Johansen N, Plum LM, et al. Incidence of nutritional risk and cause of inadequate nutritional care in hospitals. Clin Nutr, 2002, 21: 461-468

23. 陈伟，蒋朱明，张永梅，等．欧洲营养风险筛查在中国住院患者的临床可行性研究［J］．中国临床营养杂志，2005，13（3）：137-141

24. Jiang Z M（蒋朱明）(Beijing), Chen W（陈伟）(Beijing), Zhan W H (Guangzhou), Jiang H (Chendu), Cai W (Shanghai), Zhang S T (Beijing), Peng N H (Nanjing), Han C M (Hangzhou), et al. Parenteral and enteral nutrition application in China: A survey in 19 hospitals of 13 major metropolitan cities' 15098 Patients by using the Nutrition Risk Screening. Clinical Nutrition, 2007, Supplement 2: 133-134（文摘）

第三节 围手术期肠内营养

一、背 景

肠内营养与肠外相比具有更符合生理、有利于维持肠道黏膜细胞结构与功能完整性、并发症少且价格低廉等优点，因此，只要患者存在部分胃肠道消化吸收功能，也应当尽可能首先考虑肠内营养支持。严重营养不良是影响外科手术患者结局的重要因素[1-3]；而不适当的营养支持同样会给患者带来危害[4]。对围手术期患者而言，恰当的营养支持十分必要。

二、证 据

有关术前禁食及术后饮食恢复时间

术前10～12小时禁食，这一传统的准备措施可使患者过早进入分解代谢状态，不利于患者术后康复。有证据表明术前2～3小时进食流食并不增加反流与误吸的风险。因此，许多国家的麻醉学会已将择期手术患者术前禁食时间改为6小时，而术前禁水只需2小时[5-8]。取而代之的是在手术前夜与术前2小时给予大手术患者一定量碳水化合物。结直肠手术和髋关节置换手术患者，术前口服低渗性碳水化合物饮料，可减轻术后胰岛素抵抗，有助于减少骨骼肌分解，患者耐受性良好，且术后一个月肌力的提高优于对照组[9-15]。

结直肠手术和胆囊切除术对患者术后早期进食或肠内营养有益。有证据表明术后早期进食或肠内营养（包括术后1～2天即开始进食流食），不影响结直肠吻合口愈合[16～21]。但早期经消化道营养摄入对上腹部胃肠道大手术患者的影响尚不清楚。专家共识认为应根据患者的胃肠功能和耐受能力决定术后早期进食或肠内营养的开始时间和剂量。

围手术期肠内营养支持的适应证与禁忌证

营养风险筛查同围手术期肠外营养支持。

存在营养不良的大手术患者，术前10～14天的营养支持能降低手术并发症的发生率[22-25]。

术前超过14天以上不能保证足量经口进食与手术死亡率相关[26]，多因素分析表明，营养不良是术后并发症发生率的独立危险因素，并与死亡率、住院时间及住院费相关[27]。在35个RCT研究中24个表明EN降低了术后感染相关并发症，缩短了住院时间，降低了住院费；另外8个结果阴性。对营养不良的胃肠道肿瘤患者，早期肠内营养比TPN降低了术后感染的发生率，但营养状态正常的患者则没有这种作用[28]。两个Meta分析表明，接受EN的患者其感染率和住院时间都较接受PN者为低[29,30]。目前尚无联合应用肠内外营养支持的对照研究结果，但对于那些有营养支持的适应证，而经由肠内途径无法满足能量需要（＜60％的热量需要）时，多数专家认为可以考虑联合应用肠外营养。

围手术期肠内营养的禁忌证：肠梗阻，血流动力学不稳定，肠缺血。

管饲营养的适应证与方法

头颈部及腹部恶性肿瘤的患者术前营养不良较常见，其术后感染的风险较高，术后由于吻合口水肿、梗阻或胃排空障碍等常导致延迟经口进食，这些患者应考虑应用管饲喂养，在术后24小时内就可进行管饲营养[31-35]。

腹部大手术患者术中置经皮空肠穿刺放置喂养管是安全的[36-38]；胰十二指肠切除术患者置鼻空肠营养管也是安全的[39]。近端胃肠道吻合术后，可通过顶端位于吻合口远端的营养管进行肠内营养[40-44]。

长期（大于4周）管饲营养的患者（如严重头颈部外伤患者），如果无需腹部手术，可考虑经皮内镜下胃造瘘置管（PEG）。

由于肠道耐受力有限，应以较低的滴速（如 10～20ml/h）开始管饲营养，可能需 5～7 天才能达到足量营养摄入[45-47]。

围手术期接受营养支持的患者，住院期间应常规进行营养状况再评估，如有必要，出院后应继续营养支持。

肠内营养配方的种类

专家共识为标准的整蛋白配方适合大部分患者的肠内营养支持。Meta 分析表明因肿瘤接受颈部大手术（喉切除术，咽部分切除术）患者、腹部肿瘤大手术（食管切除术，胃切除术和胰十二指肠切除术）患者在围手术期应用含有免疫调节成分（精氨酸，ω-3 脂肪酸和核苷酸）的肠内营养可减少术后并发症并缩短住院时间[48-52]。但对于有全身性感染、危重症患者，含有精氨酸的“免疫肠内营养”可能反而导致死亡率增加[53]。

三、推荐意见

1. 无胃瘫的择期手术患者不常规推荐在进行术前 12 小时禁食。(A)

2. 有营养不良风险的患者，大手术前应给予 10--14 天的营养支持。(A)

3. 以下患者应尽早开始营养支持（尽可能通过肠内途径）：预计围手术期禁食时间大于 7 天；预计 10 天以上经口摄入量无法达到推荐摄入量的 60%以上。(D)

4. 对于有营养支持指征的患者，经由肠内途径无法满足能量需要（<60%的热量需要）时，可考虑联合应用肠外营养。(D)

5. 围手术期肠内营养禁忌证：肠梗阻，血流动力学不稳定，肠缺血。(A)

6. 术前鼓励那些不能从正常饮食中满足能量需要的患者接受口服营养支持，在住院之前就可以开始肠内营养支持。没有特殊的误吸风险及胃瘫的手术患者，建议仅需麻醉前 2 小时禁水，6 小时禁食。(A)

7. 手术后应尽早开始正常食物摄入或肠内营养。大部分接受结肠切除术的患者，可以在术后数小时内开始经口摄入清淡流食，包括清水。(A)

8. 对不能早期进行口服营养支持的患者，应用管饲喂养，特别是以下患者：

因为肿瘤接受了大型的头颈部和胃肠道手术。(A)

严重创伤。(A)

手术时就有明显的营养不良。(A)

大于 10 天不能经口摄入足够的（>60%）营养。(D)

9. 在术后 24 小时内对需要的患者进行管饲营养。(A)

10. 由于肠道耐受力有限，管饲肠内营养推荐采用输注泵以较低的滴速（10～20ml/h）开始，可能需要5～7天才能达到目标摄入量。(D)

11. 对围手术期接受了营养支持的患者，在住院期间常规进行营养状态的再评估，如果需要的话，出院后继续营养支持。(D)

12. 在所有接受腹部手术的患者的管饲营养装置中，推荐放置较细的空肠造瘘管或鼻空肠管。(A)

近端胃肠道吻合术后患者，可通过顶端位于吻合口远端的营养管进行肠内营养。(B)

长期（大于4周）管饲营养患者（如严重头部外伤），可考虑放置经皮内镜下胃造瘘（如PEG）。(D)

13. 标准的整蛋白配方适用于大部分患者。(D)

14. 对以下患者可考虑在围手术期应用含有免疫调节成分（精氨酸，ω-3脂肪酸和核苷酸）的肠内营养：(B)

因为肿瘤接受大型的颈部手术（喉切除术，咽部分切除术）；

接受大型的腹部肿瘤手术（食管切除术，胃切除术和胰十二指肠切除术）。

15. 不推荐将含有精氨酸的“免疫肠内营养”用于合并重度创伤、全身感染和危重症患者。(A)

参考文献

1. van Bokhorst-de van der Schueren MA，van Leeuwen PA，Sauerwein HP，Kuik DJ，Snow GB，Quak JJ. Assessment of malnutrition parameters in head and neck cancer and their relation to postoperative complications. Head Neck，1997，19（5）：419-425

2. Durkin MT，Mercer KG，McNulty MF，et al. Vascular surgical society of great Britain and Ireland：contribution of malnutrition to postoperative morbidity in vascular surgical patients. Br J Surg，1999，86（5）：702

3. Pikul J，Sharpe MD，Lowndes R，Ghent CN. Degree of preoperative malnutrition is predictive of postoperative morbidity and mortality in liver transplant recipients. Transplantation，1994，57（3）：469-472

4. Waizberg DL，Plopper C，Terra RM，et al. Postoperative total parenteral nutrition in surgical patients. World J Surg，1999，23（6）：560-564

5. Brady M，Kinn S，Stuart P. Preoperative fasting for adults to prevent perioperative complications. Cochrane Database Syst Rev，2003，4：CD004423

6. Practice guidelines for preoperative fasting and the use of pharmacologic agents to reduce the risk of pulmonary aspiration：application to healthy patients undergoing elective procedures：a report by the American Society of Anesthesiologist Task Force on Preoperative

Fasting. Anesthesiology，1999，90（3）：896-905

7. Soreide E，Fasting S，Raeder J. New preoperative fasting guidelines in Norway. Acta Anaesthesiol Scand，1997，41（6）：799

8. Spies CD，Breuer JP，Gust R，et al. Preoperative fasting，an update. Anaesthesist，2003，52（11）：1039-1045

9. Yuill KA，Richardson RA，Davidson HI，Garden OJ，Parks RW. The administration of an oral carbohydrate-containing fluid prior to major elective upper-gastrointestinal surgery preserves skeletal muscle mass postoperatively—a randomized clinical trial. Clin Nutr，2005，24（1）：32-37

10. Nygren J，Soop M，Thorell A，Efendic S，Nair KS，Ljungqvist O. Preoperative oral carbohydrate administration reduces postoperative insulin resistance. Clin Nutr，1998，17（2）：65-71

11. Soop M，Myrenfors P，Nygren J，Thorell A，Ljungqvist O. Preoperative oral carbohydrate intake attenuates metabolic changes immediately after hip replacement. Clin Nutr，1998，17（Suppl. 1）：3-4

12. Soop M，Nygren J，Thorell A，et al. Preoperative oral carbohydrate treatment attenuates endogenous glucose release 3 days after surgery. Clin Nutr，2004，23（4）：733-741

13. Henriksen MG，Hessov I，Dela F，Hansen HV，Haraldsted V，Rodt SA. Effects of preoperative oral carbohydrates and peptides on postoperative endocrine response，mobilization，nutrition and muscle function in abdominal surgery. Acta Anaesthesiol Scand，2003，47（2）：191-199

14. Hausel J，Nygren J，Lagerkranser M，et al. A carbohydraterich drink reduces preoperative discomfort in elective surgery patients. Anesth Analg，2001，93（5）：1344-1350

15. Hofman Z，Van Drunen J，Yuill K，Richardson R，Davidson I，Cecil T. Tolerance and efficacy of immediate pre-operative carbohydrate feeding in uncomplicated elective surgical patients. Clin Nutr，2001，20（Suppl. 3）：32

16. Kehlet H. Multimodal approach to control postoperative pathophysiology and rehabilitation. Br J Anaesth，1997，78（5）：606-617

17. Elmore MF，Gallagher SC，Jones JG，Koons KK，Schmalhausen AW，Strange PS. Esophagogastric decompression and enteral feeding following cholecystectomy：a controlled，randomized prospective trial. J Parenter Enteral Nutr，1989，13（4）：377-381

18. Feo CV，Romanini B，Sortini D，et al. Early oral feeding after colorectal resection：a randomized controlled study. ANZ J Surg，2004，74（5）：298-301

19. Jeffery KM，Harkins B，Cresci GA，Martindale RG. The clear liquid diet is no longer a necessity in the routine postoperative management of surgical patients. Am Surg，1996，62（3）：167-170

20. Reissman P，Teoh TA，Cohen SM，Weiss EG，Nogueras JJ，Wexner SD. Is

early oral feeding safe after elective colorectal surgery? A prospective randomized trial. Ann Surg，1995，222 (1)：73-77

21. Lewis SJ，Egger M，Sylvester PA，Thomas S. Early enteral feeding versus "nil by mouth" after gastrointestinal surgery：systematic review and meta-analysis of controlled trials. BMJ，2001，323：773-776

22. Shukla HS，Rao RR，Banu N，Gupta RM，Yadav RC. Enteral hyperalimentation in malnourished surgical patients. Indian J Med Res，1984，80：339-346

23. Meyenfeldt von M，Meijerink W，Roufflart M，Builmaassen M，Soeters P. Perioperative nutritional support：a randomized clinical trial. Clin Nutr，1992，11：180-186

24. The Veterans Affairs Total Parenteral Nutrition Cooperative Study Group. Perioperative total parenteral nutrition in surgical patients. N Engl J Med，1991，325 (8)：525-532

25. Heyland DK，Montalvo M，MacDonald S，Keefe L，Su XY，Drover JW. Total parenteral nutrition in the surgical patient：a meta-analysis. Can J Surg，2001，44 (2)：102-111

26. Sandstrom R，Drott C，Hyltander A，et al. The effect of postoperative intravenous feeding (TPN) on outcome following major surgery evaluated in a randomized study. Ann Surg，1993，217 (2)：185-195

27. Correia MI，Caiaffa WT，da Silva AL，Waitzberg DL. Risk factors for malnutrition in patients undergoing gastroenterological and hernia surgery：an analysis of 374 patients. Nutr Hosp，2001，16 (2)：59-64

28. Braga M，Gianotti L，Gentilini O，Parisi V，Salis C，Di CV. Early postoperative enteral nutrition improves gut oxygenation and reduces costs compared with total parenteral nutrition. Crit Care Med，2001，29 (2)：242-248

29. Braunschweig CL，Levy P，Sheean PM，Wang X. Enteral compared with parenteral nutrition：a meta-analysis. Am J Clin Nutr，2001，74 (4)：534-542

30. Peter JV，Moran JL，Phillips-Hughes J. A metaanalysis of treatment outcomes of early enteral versus early parenteral nutrition in hospitalized patients. Crit Care Med，2005，33 (1)：213-220

31. Rey-Ferro M，Castano R，Orozco O，Serna A，Moreno A. Nutritional and immunologic evaluation of patients with gastric cancer before and after surgery. Nutrition，1997，13 (10)：878-881

32. Guo CB，Ma DQ，Zhang KH. Applicability of the general nutritional status score to patients with oral and maxillofacial malignancies. Int J Oral Maxillofac Surg，1994，23 (3)：167-169

33. Guo CB，Zhang W，Ma DQ，Zhang KH，Huang JQ. Hand grip strength：an indicator of nutritional state and the mix of postoperative complications in patients with oral and maxillofacial cancers. Br J Oral Maxillofac Surg，1996，34 (4)：325-327

34. Bollschweiler E，Schroder W，Holscher AH，Siewert JR. Preoperative risk analysis in patients with adenocarcinoma or squamous cell carcinoma of the oesophagus. Br J Surg，2000，87 (8)：1106-1110

35. Takagi K，Yamamori H，Morishima Y，Toyoda Y，Nakajima N，Tashiro T. Preoperative immunosuppression：its relationship with high morbidity and mortality in patients receiving thoracic esophagectomy. Nutrition，2001，17 (1)：13-17

36. Sarr MG. Appropriate use，complications and advantages demonstrated in 500 consecutive needle catheter jejunostomies. Br J Surg，1999，86 (4)：557-561

37. Biffi R，Lotti M，Cenciarelli S，et al. Complications and longterm outcome of 80 oncology patients undergoing needle catheter jejunostomy placement for early postoperative enteral feeding. Clin Nutr，2000，19 (4)：277-279

38. Senkal M，Koch J，Hummel T，Zumtobel V. Laparoscopic needle catheter jejunostomy：modification of the technique and outcome results. Surg Endosc，2004，18 (2)：307-309

39. Mack LA，Kaklamanos IG，Livingstone AS，et al. Gastric decompression and enteral feeding through a doublelumen gastrojejunostomy tube improves outcomes after pancreaticoduodenectomy. Ann Surg，2004，240 (5)：845-851

40. Pacelli F，Bossola M，Papa V，et al. Enteral vs. parenteral nutrition after major abdominal surgery：an even match. Arch Surg，2001，136 (8)：933-936

41. Bozzetti F，Braga M，Gianotti L，Gavazzi C，Mariani L. Postoperative enteral versus parenteral nutrition in malnourished patients with gastrointestinal cancer：a randomized multicentre trial. Lancet，2001，358：1487-1492

42. Daly JM，Bonau R，Stofberg P，Bloch A，Jeevanandam M，Morse M. Immediate postoperative jejunostomy feeding. Clinical and metabolic results in a prospective trial. Am J Surg，1987，153 (2)：198-206

43. Kemen M，Senkal M，Homann HH，et al. Early postoperative enteral nutrition with arginine-omega-3 fatty acids and ribonucleic acid-supplemented diet versus placebo in cancer patients：an immunologic evaluation of Impact. Crit Care Med，1995，23 (4)：652-659

44. Braga M，Gianotti L，Gentilini O，Liotta S，Di CV. Feeding the gut early after digestive surgery：results of a nine-year experience. Clin Nutr，2002，21 (1)：59-65

45. Bower RH，Talamini MA，Sax HC，Hamilton F，Fischer JE. Postoperative enteral vs. parenteral nutrition. A randomized controlled trial. Arch Surg，1986，121 (9)：1040-1045

46. Beier-Holgersen R，Boesby S. Influence of postoperative enteral nutrition on postsurgical infections. Gut，1996，39 (96)：833-835

47. Kemen M，Senkal M，Homann HH，et al. Early postoperative enteral nutrition with arginine-omega-3 fatty acids and ribonucleic acid-supplemented diet versus placebo in

cancer patients：an immunologic evaluation of Impact. Crit Care Med，1995，23（4）：652-659

48. Braga M，Gianotti L，Radaelli G，et al. Perioperative immunonutrition in patients undergoing cancer surgery：results of a randomized double-blind phase 3 trial. Arch Surg，1999，134（4）：428-433

49. Senkal M，Zumtobel V，Bauer KH，et al. Outcome and costeffectiveness of perioperative enteral immunonutrition in patients undergoing elective upper gastrointestinal tract surgery：a prospective randomized study. Arch Surg，1999，134（12）：1309-1316

50. Braga M，Gianotti L，Vignali A，Carlo VD. Preoperative oral arginine and n-3 fatty acid supplementation improves the immunometabolic host response and outcome after colorectal resection for cancer. Surgery，2002，132（5）：805-814

51. Braga M，Gianotti L，Nespoli L，Radaelli G，Di Carlo V. Nutritional approach in malnourished surgical patients：a prospective randomized study. Arch Surg，2002，137（2）：174-180

52. Gianotti L，Braga M，Nespoli L，Radaelli G，Beneduce A，Di Carlo V. A randomized controlled trial of preoperative oral supplementation with a specialized diet in patients with gastrointestinal cancer. Gastroenterology，2002，122（7）：1763-1770

53. 江华，蒋朱明，罗斌，等．免疫肠内营养用于临床营养支持的证据：中英文文献的系统评价．中国医学科学院学报，2002，24：552-558

54. 蒋朱明，顾倬云，陈佛来，等．精氨酸、ω-3 脂肪酸等强化的肠内营养对术后患者免疫、肠通透性及预后的影响——120 例随机、对照、双盲、多中心的临床研究．中国医学科学院学报，2001，23：515-518

55. 蒋朱明，王秀荣，顾倬云，等．肠内或肠外营养对手术后病人的氮平衡、肠通透性、血浆氨基酸及费用等的影响（60 例随机、对照、多中心临床研究）．中国临床营养杂志，2001，9：73-76

第四节 危 重 病

一、背 景

许多危重疾病患者存在明显的应激过程，在创伤后最初阶段以代谢减少为特征的“退潮期”后，分解代谢激素（胰高糖素、儿茶酚胺和肾上腺皮质激素）分泌增加，出现胰岛素抵抗以及细胞因子、氧自由基及其他局部介质增多等。

危重患者往往无法自主进食，机体组织必须消耗自身能量储备以满足需要。但不同于饥饿所致的自身消耗，营养支持只能通过减少负能量平衡和负氮平衡，起到一定的代偿作用，却无法扭转机体的分解代谢状态。

因此，对于危重病患者，营养支持的目的是提供代谢所需要的能量与营养底物，维持组织器官的结构与功能。只有在恢复阶段，才能够逆转负蛋白质平衡。此外，某些特殊物质可能有助于调节代谢紊乱与免疫功能，增强机体抗病能力，改善预后。

二、证 据

（一）临床营养支持、营养支持开始的时机

对危重病患者来说，维持机体水、电解质平衡属于救命治疗。而营养支持不是急诊治疗，必须在血流动力学稳定（包括药物等治疗措施控制下）的情况下才能进行。

2003年，Kondrup等的meta分析表明，常见重症如大手术后、重症急性胰腺炎、重度创伤、急性生理和既往健康评分-Ⅱ（APACHEⅡ）>10的住院患者，即存在重度营养不良的风险[1]。危重病患者应激期内的代谢反应可导致瘦体组织（lean body mass，LBM）的急剧消耗，引起内脏功能受损和修复功能与免疫功能显著下降[2]。严重应激后机体代谢率明显增高，发生营养不良(体重丢失≥10%)[3]。多个随机对照研究（RCT）及系统评价证明，早期营养支持有助于改善危重病患者的临床结局[4~8]，在入住ICU后24~48小时开始[9]。对重症颅脑损伤患者，早期营养支持可能提高生存率，减少致残率[10]。临床研究资料表明，延迟的营养支持将导致危重病患者迅速出现营养不良，并难以为之后的营养支持所纠正[11]。营养支持不足及蛋白质能量负平衡，将直接导致营养不良的发生，并与血源性感染相关，影响ICU患者的预后[12]。因此，对连续5~7天无法经口摄食达到营养需要量的危重病患者，应当给予营养支持[13]。而一旦早期肠内营养（EN）不能改善营养不良，即可于3~5天起添加肠外营养（PN）[14]。

（二）营养支持途径（PN或EN）

有关营养支持的临床研究显示，早期EN使感染性并发症的发生率降低，缩短住院时间[15~18]。危重病患者应首先考虑EN，因为它可在获得PN相似的临床营养效果，而且在全身性感染等并发症的发生及费用方面优于PN[19]。有关比较外科危重病患者营养支持方式的系统评价与meta分析结果证实，80%的患者可以完全耐受EN，另外10%可接受PN和EN混合形式的营养支持，其余10%的胃肠道不能使用，是选择全肠外营养（TPN）的适应证[20]。危重病患者的胃肠结构与功能可耐受EN时，应该选择EN[21]。应该指出，危重病患者EN不耐受的发生率高于普通患者，有回顾性调查（MICU）显示，仅

50%左右接受EN的危重患者可达到目标喂养量［25kcal/(kg·d)］，系统评价的结论为：对于合并肠功能障碍的危重病患者，PN是其综合治疗的重要组成部分[22,23]。研究显示，危重病患者不能行EN提供营养且合并营养不良，如不给予有效的PN治疗，死亡危险将增加3倍[24~26]。那些符合存在营养不良风险的患者接受静脉营养可能有益，EN不充分并存在营养不良风险的患者需要PN支持[27]。如果经EN途径无法摄入足够的营养素，应考虑加用部分PN。但近来关于PN的meta分析指出，对于那些严重营养不良、高代谢状态、连续几周时间不能进行EN的患者，实施静脉营养的有效性尚不确定[28]。

（三）营养支持部位（胃、肠道）、能量

比较危重病患者早期经胃或经十二指肠营养支持的多项研究表明，经胃管饲是一种简单可行的方法，临床转归与经十二指肠营养支持的患者相似，并且胃通道可比十二指肠更迅速和容易建立，因此胃内营养支持是值得首先选择的营养支持方式[28~30]。同样，文献证据表明，对于肠道功能存在的危重患者，经胃管饲与经空肠管饲对改善临床结局无明显的差别[31~33]，但对于胃、十二指肠功能障碍的患者或具有高风险的危重病患者可以行空肠喂养，研究显示经胃十二指肠EN可刺激胰腺并引发大量胰酶分泌，而经空肠EN则无此作用[34]，在这些患者中空肠喂养应该在严格的临床观察下进行[35,36]。对那些能耐受EN且能达到或接近目标的患者，避免给予附加的PN，对通过EN不能充分进食的患者应补充给予PN，对于不能耐受EN的患者，认为谨慎给予同样浓度（热卡）的PN是有效的，但是不能超过患者的营养需要，提供低热卡营养支持可能有效[37]。此外，对于存在严重胃潴留或胃食管反流的患者，辅助胃动力药物（甲氧氯普胺等）有利于改善胃肠道动力[22,23,38~40]。

危重病的初期营养支持的热量供应以20～25kcal/(kg·d)为宜，在合成代谢的恢复期可供应25～30kcal/(kg·d)。对于病程较长、合并感染和创伤的危重病患者，在应激与代谢状态稳定后能量补充需要适当增加，目标喂养可达30～35kcal/(kg·d)，否则将难以纠正患者的低蛋白血症[41,42]。近年来多中心研究证明，切实可行的营养治疗管理方案，有助于使更多的患者达到目标能量供给和提高EN所占的比例，以及保证EN的有效实施[43]。

三、推荐意见

1. 对于危重病患者，营养支持只有在生命体征稳定（血流动力学、呼吸功能稳定——包括药物、呼吸机等治疗措施控制下）的情况下才能进行。(A)

2. 危重病患者APACHEⅡ>10存在重度营养风险，需要营养支持。(A)

3. 早期营养支持有助于改善危重病患者的临床结局。(A)

4. 在生命体征稳定的条件下，危重病患者的营养支持可在入 ICU 后 24～72 小时开始。(C)

5. 只要胃肠道解剖与功能允许，应首选肠内营养。(A)

6. 经胃肠道不能达到营养需要量的危重病患者，应考虑肠外营养支持或肠内外营养联合应用。(B)

7. 存在严重胃潴留或胃食管反流的患者，可尝试应用辅助胃动力药物（甲氧氯普胺等）改善胃肠道动力。(C)

8. 危重病患者急性应激期营养支持热量目标为 20～25kcal/(kg·d)；在应激与代谢状态稳定后，能量供给量需要可适当增加至 25～30kcal/(kg·d)。(D)

参 考 文 献

1. Kondrup J，Rasmussen H，Hamberg O，et al. Nutritional risk screening（NRS 2002）：a new method based on an analysis of controlled clinical trials . Clin Nutr，2003，22（3）：321-336

2. ASPEN Board of Directors and the Clinical Guidelines Task Force. Guideline for the use of parenteral and enteral nutrition in adult and pediatric patients . JPEN，2002，26（1 Suppl）：ISA-137SA

3. Villet S，Chiolero RL，Bollmann MD，et al. Negative impact of hypocaloric feeding and energy balance on clinical outcome in ICU patients. Clin Nutr，2005，24：502-529

4. Lbrahim EH，Mehringer L，Prentice D，et al. Early versus late enteral feeding of mechanically ventilated patients：results of a clinical trial. JPEN，2002，26：174-181

5. Lewis SJ，Egger M，Sylvester PA，et al. Early enteral feeding versus “nil by mouth” after gastrointestinal surgery：systematic review and meta-analysis of controlled trials. BMJ，2001，323：773-776

6. Marik PE，Zaloga GP. Early enteral nutrition in acutely ill patients：a systematic review. Crit Care Med，2001，29：2264-2270

7. Heyland DK. Nutritional support in the critically ill patients. A critical review of the evidence. Crit Care Clin，1998，14：423-440

8. Zaloga GP. Early enteral nutritional support improves outcome：hypothesis or fact? Crit Care Med，1999，27：259-261

9. Kreymann KG，Berger MM，Deutz NEP，et al. ESPEN Guidelines on Enteral Nutrition：Intensive care. Clin Nutr，2006，25：210-223

10. Yanagawa T，Bunn F，Roberts I，et al . Nutritional support for head-injured patients. Cochrane Database Syst Rew，2002，(3)：CD001530

11. Simpson F，Doig GS. Parenteral vs. enteral nutrition in the critically ill patient：a meta-analysis of trials using the intention to treat principle. Intensive Care Med，2005，

31：12-23

12. Barr J，Hecht M，Flavin KE，et al. Outcomes in critically ill patients before and after the implementation of an evidence-based nutritional management protocol. Chest，2004，125：1446-1457

13. Sobotka L 主编（蔡威主译）. 临床营养基础. 第 2 版. 上海：复旦大学出版社，2002

14. Gail Cresci. Nutrition Support for the Critically ILL Patient. Boca Raton：Taylor and Francis，2005

15. Moore FA，Feliciano DV，Andrassy RJ，et al. Early enteral feeding compared with parenteral，reduces postoperative septic complications：the results of a meta-analysis. Ann Surg，1992，216：172-183

16. Braunschweig CL，Levy P，Sheean PM，et al. Enteral compared with parenteral nutrition：a meta-analysis. Am J Clin Nutr，2001，74：534-542

17. Potter J，Langhorne P，Roberts M. Routine protein energy supplementation in adults：systematic review. BMJ，1998，317：495-501

18. Stratton R J，Green C J，Elia ME. Disease Related Malnutrition：An Evidence-based Approach to Treatment. Oxford：CAB International，2003

19. Griffiths RD. Nutrition support in critically ill septic patients. Curr Opin Clin Nutr Metab Care，2003，6：203-210

20. Gramlich L，Kichian K，Pinilla J，et al. Does enteral nutrition compared to parenteral nutrition result in better outcomes in critically ill adult patients? A systematic review of the literature. Nutrition，2004，20：843-848

21. Lipman TO. Grains or veins：is enteral nutrition really better than parenteral nutrition? A look at the evidence. J Parenter Enteral Nutr，1998，22：167-182

22. Heyland DK，Dhaliwal R，Drover JW，et al. Canadian clinical practice guidelines for nutrition support in mechanically ventilated，critically ill adult patients. JPEN，2003，27：355-373

23. Booth CM，Heyland DK，Paterson WG. Gastrointestinal promotility drugs in the critical care setting：A systematic review of the evidence. Crit Care Med，2002，30：1429-1435

24. Woodcock N，MacFie J. Optimal nutrition support (and the demise of the enteral versus parenteral controversy). Nutrition，2002，18：523-524

25. Jeejeebhoy KN. Total parenteral nutrition：potion or poison? Am J Clin Nutr，2001，74：160-163

26. Koretz RL，Lipman TO，Klein S. AGA technical review on parenteral nutrition. Gastroenterology，2001，121：970-1001

27. Dhaliwal R，Jurewitsch B，Harrietha D，Heyland DK. Combination enteral and

parenteral nutrition in critically ill patients: harmful or beneficial? A systematic review of the evidence. Intensive Care Med，2004，30：1666-1671

28. Boivin MA，Levy H. Gastric feeding with erythromycin is equivalent to transpyloric feeding in the critically ill. Crit Care Med，2001，29：1916-1919

29. Day L，Stotts NA，Frankfurt A，et al. Gastric versus duodenal feeding in patients with neurological disease：a pilot study. J Neurosci Nurs，2001，33：148-149

30. Esparza J，Boivin MA，Hartshorne MF，et al. Equal aspiration rates in gastrically and transpylorically fed critically ill patients. Int ensive Care Med，2001，27：660-664

31. Kearns PJ，Chin D，Mueller L，et al. The incidence of ventilator-associated pneumonia and success in nutrient delivery with gastric versus small intestinal feeding：a randomized clinical trial. Crit Care Med，2000，28：1742-1746

32. Kortbeek JB，Haigh PI，Doig C. Duodenal versus gastric feeding in ventilated blunt trauma patients：a randomized controlled trial. J Trauma，1999，46：992-996

33. Montejo JC，Grau T，Acosta J，et al. Multicenter，prospective，randomized，single-blind study comparing the efficacy and gastrointestinal complications of early jejunal feeding with early gastric feeding in critically ill patients. Crit Care Med，2002，30：796-800

34. McClave SA，Snider H，Owens N，et al. Clinical nutrition in pancreatitis. Dig Dis Sci，1997，42：2035-2044

35. Neumann DA，Delegge MH. Gastric versus small-bowel tube feeding in the intensive care unit：a prospective comparson of efficacy. Crit Care Med，2002，30：1436-1438

36. Taylor SJ，Fettes SB，Jewkes C，et al. Prospective，raqndomized，controlled trial to determine the effect of early enhanced enteral nutrition on clinical outcome in mechanically ventilated patients suffering head injury. Crit Care Med，1999，27：2525-2531

37. Rubinson，L，Diette，GB，Song X，et al. Low Caloric Intake is Associated With Nosocomial Bloodstream Infections in Patients in the Medical Intensive Care Unit. Crit Care Med，2004，32：350-357

38. Berne JD，Norwood SH，McAuley CE，et al. Erythromycin reduces delayed gastric emptying in critically ill trauma patients：a randomized，controlled trial. J Trauma，2002，53：422-425

39. Curry JL，Lander AD，Stringer MD. A multicenter，randomized，double-blind，placebo-cotrolled trial of the prokinetic agent erythromycin in the postoperative recovery of infants with gastroschisis. J Pediatr Surg，2004，39：565-569

40. Marino LV，Kiratu EM，French S，et al. To determine the effect of metoclopramide on gastric emptying in severe head injuries：a prospective，randomized，controlled clinical trial. Br J Neurosurg，2003，17：24-28

41. Krishnan JA, Parce PB, Marinex A, et al. Calorie intake in medical ICU patients: consistency of care with guidelines and relationship to clinical outcomes. Chest, 2003, 124: 297-305

42. Uehara M, Plank LD, Hill GL. Components of energy expenditure in patients with severe sepsis and major trauma: a basis for clinical care. Crit Care Med, 1999, 27: 1295-1302

43. Martin CM, Doig GS, Heyland DK, et al. Multicentre, cluster-randomized clinical trail of algorithms for critical-care enteral and parenteral therapy (ACCEPT). CMAJ, 2004, 170: 197-204

第五节 成人烧伤

一、背景

烧伤是一种常见创伤，也是研究创伤应激和营养代谢的典型模型，因为随着烧伤面积和深度的增加，机体的代谢反应和能耗也在增加。同时，创面的修复往往需要更多的营养补充。因此，临床上营养（代谢）支持已成为烧伤治疗重要的组成部分，并获得共识。

烧伤是外科和创伤的一部分，一级数据主要来源于 Medline 有关烧伤和营养支持的临床随机对照研究（RCT）。有关烧伤营养支持的指南主要来源于：

1. Specific guidelines for disease-adults (American Society for Parenteral and Enteral Nutrition-Professional Association. 2002, 36 pages, NGC: 002859)

2. Practice management guidelines for nutritional support of the trauma patient (Eastern Association for the Surgery of Trauma-Professional Association. 2001, 112 pages, NGC: 002187)

3. American Gastroenterological Association medical position statement: parenteral nutrition. (American Gastroenterological Association Institute-Medical Specialty Society. 2001, 4 pages, NGC: 002282)

4. Administration of specialized nutrition support. (American Society for Parenteral and Enteral Nutrition-Professional Association. 2002, 4 pages, NGC: 002853)

除此以外，其他可查及的二级数据均没有烧伤营养支持的指南。国内证据主要来源于文献和权威专著。

二、证 据

（一）烧伤营养支持的适应证、方案和监测

创伤患者营养支持实用处理指南[2]指出：烧伤面积超过20%～30%的患者可以用任何可利用的公式估计最初的能量需求（Ⅱ），但查阅不到该推荐的原始论文。同时指出Curreri公式（25kcal/kg＋40kcal/总体表面积）过高估计烧伤患者的能量需求25%～50%，而Harris-Benedict公式又低估25%～50%[1]。国内第三军医大学公式：烧伤成人能量摄入（kcal/d）＝（1000×体表面积）＋（25×总体表面积），较接近能量消耗率（REE），有一定临床指导价值[2]。而国内专家普遍认为（根据1970年上海全国烧伤会议分类），重度烧伤是指烧伤总面积在31%～50%或Ⅲ度烧伤面积在11%～20%；或总面积不足31%，但有下列情况之一者：全身情况严重或有休克者；有复合伤或合并伤（如严重创伤、化学中毒等）；中、重度吸入性损伤。对患者应该给予正规的营养评估，决定是否进行营养支持。对于重度以上的烧伤患者应给予营养支持[3]。Specific Guidelines For Disease-Adults认为Ⅱ度或Ⅲ度烧伤患者可能有营养风险（nutrition risk），应给予营养筛查以确定是否需要正规的营养评估和营养治疗计划（Ⅱ）。但同样查阅不到该推荐的原始论文。因为烧伤创面在不断变化之中，应该根据间接测热法，每周1～2次测定患者的热能需要量来决定能量需要量[4]。专家意见一致认为接受营养支持的烧伤患者，应定期称体重和每天计算出入量。每天或定期酌情测定血葡萄糖、甘油三酯、总蛋白、白蛋白、前白蛋白、转铁蛋白、电解质、血尿渗透压、血红蛋白、白细胞、血小板以及尿素氮、肌酐、转氨酶。应用氮平衡、热能计算公式和（或）间接测热法以及参照上述指标，监测热卡和蛋白质供应量。

（二）主要营养素

烧伤创面修复需要蛋白质，所以需要含高氮/热量比的营养液。在严重烧伤创面愈合前，可给予蛋白质2g/(kg·d)，静脉输注葡萄糖速度不超过5mg/(kg·min)，补充脂肪不超过总热卡的30%为宜。关于特殊营养素，由于谷氨酰胺在严重烧伤患者血浆中的含量明显下降，经肠内肠外途径应用均可能有益[5,6]。重度烧伤患者在监测、控制好血糖水平的条件下，伤后1～2周起应用重组人生长激素是安全的，有利于促进创面愈合，并对病死率和并发症没有负面影响[7,8]。烧伤早期肠内营养短肽制剂的应用，更有利于肠内营养的实施[9]。添加益生元（prebiotic）和益生菌（probiotic）的肠内营养，有利于重度烧伤内毒素血症的改善[10]。

（三）营养支持的时机和途径

对于需要营养支持的患者肠内营养优先于肠外营养。创伤患者营养支持实用处理指南指出在中等-严重烧伤患者，肠内营养应该尽早开始，烧伤患者在入院后尽早用管饲。但是，最近 Wasiak 对烧伤患者是否早期还是延迟肠内营养作了系统评价，结果显示到目前为止尚缺乏足够的证据明确早期肠内营养是否较延迟肠内营养更为有益[11]。创伤患者营养支持实用处理指南还指出，伤后 12 小时内开始胃内管饲成功率高；早期胃内管饲切实可行，临床结局与十二指肠管饲一样。但严重烧伤早期血流动力学不稳定时，不能给予营养支持，此时应用营养液可加重机体代谢紊乱。肠内营养有禁忌证或 4～5 天内不能满足能量需求，应给予肠外营养。手术中肠内营养（十二指肠）是安全有效的[12]。国内专家普遍认为肠外营养若采用深静脉置管，同一部位置管时间不得超过 7 天（PICC 除外）。如通过无感染创面置管，则不得超过 3 天。

三、推 荐 意 见

1. 烧伤患者应该接受营养风险筛查，必要时给予营养支持，尤其是烧伤面积大于 20%～30%或重度烧伤患者。(B)

2. 接受营养支持的烧伤患者，应定期评估营养状况，若有可能应采用间接测热法每周 1～2 次测定患者的热能需要量来调整营养支持方案。(B)

3. 需要营养支持的烧伤患者优先考虑采用肠内营养。(B)

4. 烧伤早期血流动力学不平稳时不宜肠内营养。(D)

5. 对于早期肠内营养还是延迟肠内营养的疗效，目前缺乏证据支持，但专家认为早期给予肠内营养利益更多。(D)

6. 烧伤创面的愈合需要蛋白质，严重烧伤创面愈合前可给予蛋白质 2g/(kg・d)，静脉输注葡萄糖速度不超过 5mg/(kg・d)。(B)

7. 严重烧伤患者不管肠内还是肠外补充谷氨酰胺都可能有益。(B)

8. 重度以上烧伤患者在监测、控制好血糖水平的条件下，伤后 1～2 周起应用重组人生长激素也可能是安全有效的。(B)

9. 烧伤早期肠内营养应用短肽制剂更有利肠内营养的实施。(C)

10. 添加益生元和益生菌的肠内营养有利于重度烧伤内毒素血症的改善。(B)

11. 烧伤患者手术中给予肠内营养（十二指肠）是安全有效的。(B)

12. 肠外营养若采用中心静脉置管，同一部位置管时间不得超过 7 天(PICC 除外)；如通过无感染创面置管，则不得超过 3 天。(D)

参考文献

1. Saffle JR，Medina E，Raymond J，et al. Use of indirect calorimetry in the nutritional management of burned patients. J Trauma，1985，25（1）：32-39

2. 黎鳌，杨宗城．烧伤治疗学．第2版．北京：人民卫生出版社，1995

3. 郭振荣，盛志勇．烧伤学临床新视野——烧伤休克、感染、营养、修复与整复．北京：清华大学出版社，2005

4. Cunningham JJ，Hegarty MT，Meara PA，et al. Measured and predicted calorie requirements of adults during recovery from severe burn trauma. Am J Clin Nutr，1989，49（3）：404-408

5. Zhou YP，Jiang ZM，Sun YH，et al. The effect of supplemental enteral glutamine on plasma levels，gut function，and outcome in severe burns：a randomized，double-blind，controlled clinical trial. JPEN J Parenter Enteral Nutr，2003，27（4）：241-245

6. Peng X，Yan H，You Z，et al. Glutamine granule-supplemented enteral nutrition maintains immunological function in severely burned patients. Burns，2006，32（5）：589-593

7. 陈国贤，韩春茂．重组人生长激素影响重度烧伤患者预后的前瞻性多中心研究．中华烧伤杂志，2005，21：347-349

8. 周勇，伍晓汀，卫茂玲，等．生长激素治疗烧伤的随机对照试验的系统评价．中国循证医学杂志，2004，4：92-97

9. Meredith JW，Ditesheim JA，Zaloga AG. Visceral protein levels in trauma patients are greater with peptide diet than with intact protein diet. J Trauma，1990，30（7）：825-829

10. 韩春茂，余建新，付素珍．含合生元的早期肠内营养对严重烧伤患者血浆内毒素的影响．营养学报，2005，27：66-69

11. Wasiak J，Cleland H，Jeffery R. Early versus delayed enteral nutrition support for burn injuries. Cochrane Database Syst Rev，2006，3：CD005489

12. Jenkins ME，Gottschlich MM，Warden GD. Enteral feeding during operative procedures in thermal injuries. J Burn Care Rehabil，1994，15（2）：199-205

13. 周业平，蒋朱明，孙永华，等．谷氨酰胺双肽改善烧伤患者切痂术后肠粘膜通透性、内毒素血症和预后的研究．中国临床营养杂志，2003，11：16-20

第六节 胰腺炎

一、背景

胰腺炎包括急性和慢性两类，随着胆道结石发病率的上升和人群中嗜酒者的增多，急性胰腺炎的发病率有上升趋势。大多数急性胰腺炎的病程是轻度/

自限性的，仅需要一般的糖、电解质输液支持。这些患者不易出现营养不良，病程5～7天后即可进食。重症胰腺炎约占急性胰腺炎的20%～30%。

二、证　据

轻-中度急性胰腺炎患者接受肠外或肠内营养与不给营养支持相比较能否改善临床结局，目前随机对照研究（RCT）的证据较少。最近McClanve和Heyland等的meta分析发现，对于轻-中度急性胰腺炎患者，早期肠外营养（PN）支持可导致并发症增加。轻症患者一般7天左右即可开始经口饮食，不需要营养支持[1~3]。

2005年英国胃肠病学会、英国外科医师协会、英国胰腺病学会和英国上消化道外科医师协会联合工作组发表最新版《急性胰腺炎诊疗指南》，其中强调轻症胰腺炎患者不需要任何营养支持。该急性胰腺炎诊疗指南认为轻症患者亦不需要特别禁食[6]。这与2002年欧洲肠外肠内营养学会（ESPEN）急性胰腺炎营养指南有关轻症急性胰腺炎患者早期需要禁食的推荐意见有所不同[5]。

检索发现，目前缺乏比较轻症胰腺炎患者在发病早期禁食和不禁食两种疗法对临床结局的影响的RCT文献。生理条件下，摄入混合固体食物后很快引起胰酶分泌的高峰。鉴于胰腺炎发病中胰酶的作用，在发病初期禁食仍然可能是较安全的策略。因此，推荐在轻症急性胰腺炎发病的最初2～5天给予禁食处理。此时，应对患者进行营养评定，若患者无营养不良，只需要给予糖、电解质输液治疗以维持水、电解质平衡。

关于需特殊营养支持的重症胰腺炎患者的单个随机对照研究结果显示，与PN相比，肠内营养（EN）支持有减少并发症的趋势，但差异无统计学意义；两种支持方式对病死率无影响。

最近发表的系统评价结果表明，对急性胰腺炎患者，EN可能有利于保护肠道完整性，维持肠道屏障与免疫功能，故感染性并发症的发生率较低，总治疗费用也较低。如果消化道有部分功能，能够耐受EN，应首选EN支持[4,5]。但如果患者无法耐受EN，出现腹痛加剧、造瘘口引流量增多等临床表现时，应停用EN，改为PN。

重症急性胰腺炎患者肠内营养的方式：生理研究表明，经肠道给予脂肪、蛋白质或氨基酸对胰腺外分泌的刺激作用取决于上述营养物进入消化道的位置。经胃、十二指肠投给的混合食物可刺激胰腺并引发大量胰酶分泌，而经空肠投给则无此作用[7,8]。

此外，无论是经口、十二指肠还是空肠给予，要素型均比整蛋白型肠内营养更少地刺激胰腺分泌[8,9]。有RCT证据显示，在重症胰腺炎患者，经鼻胃管或鼻空肠管给予要素型 EN，患者均能很好地耐受[10]。

2006 年欧洲肠外肠内营养学会的指南指出，对于重症急性胰腺炎患者，肠内营养支持是一种可行的营养支持方式。对于存在胃排空障碍的患者，营养管头端应置于幽门以下部位[11]。

反复发作的慢性胰腺炎患者可能出现营养不良。

约 5%～15%的胰腺炎可发展至坏死性胰腺炎，出现各种并发症，病死率约 5%～20%。此时患者出现与败血症和急性创伤类似的分解代谢，导致体重迅速下降，并发症的发生率与病死率上升。PN 支持不刺激胰液分泌，对于合并肠麻痹且症状持续超过 5 天以上的患者，应给予 PN 支持。但 PN 并非胰腺炎的必需治疗。

三、推荐意见

1. 轻至中度胰腺炎患者不常规推荐营养支持（不常规使用肠内与肠外营养支持）。(B)

2. 轻至中度胰腺炎患者在起病初 2～5 天应禁食，并给予糖、电解质输液以维持水、电解质平衡，第 5～7 天起尝试给予含碳水化合物不含脂肪的膳食，并给予一定量的蛋白质。(C)

3. 对于患病前已经存在营养不良或营养风险的轻至中度胰腺炎患者，则上述意见尚缺乏足够的证据支持。(D)

4. 急性重症胰腺炎患者，应给予营养支持。(A)

5. 急性重症胰腺炎患者，先考虑经肠内营养（A）。

6. 推荐经空肠置管给予要素型肠内营养（A）。

7. 只有在患者无法耐受肠内营养或肠内营养摄入不足时，才考虑给肠外营养支持。(C)

参考文献

1. Heyland DK，Montalvo M，MacDonald S，et al. Total parenteral nutrition in the surgical patient：a meta-analysis. Can J Surg，2001，44：102-111

2. McClave SA，Chang WK，Dhaliwal R，et al. Nutrition support in acute pancreatitis：a systematic review of the literature. JPEN，2006，30：143-156

3. McClave SA，Greene LM，Snider H，et al. Comparison of the safety of early enteral vs parenteral nutrition in mild acute pancreatitis. JPEN，1997，21：14-21

4. Marik PE，Zaloga GP. Meta-analysis of parenteral nutrition versus enteral nutrition in patients with acute pancreatitis. BMJ，2004，328：1407-1410

5. Meier R，Beg Linger C，Lager P，et al. ESPEN guidelines on nutrition in acute

pancreatitis. European Soaety of parenteral and Enteral Nutrition. Clin Nutr，2002，21：173-183

6. Working Party of the British Society of Gastroenterology. UK guidelines for the management of acute pancreatitis. Gut，2005，54（Suppl 3）：iii1-iii9

7. Boivin M，Lanspa SJ，Zinsmeister AR，et al. Are diets associated with different rates of human interdigestive and postprandial pancreatic enzyme secretion? Gastroenterology，1990，99：1763-1771

8. McClave SA，Snider H，Owens N，et al. Clinical nutrition in pancreatitis. Dig Dis Sci，1997，42：2035-2044

9. Kudsk K，Croce M，Fabian T，et al. Enteral versus parenteral feeding. Ann Surg，1992，215：503-513

10. Kumar A，Singh N，Prakash S，et al. Early enteral nutrition in severe acute pancreatitis：a prospective randomized controlled trial comparing nasojejunal and nasogastric routes. J Clin Gastroenterol，2006，40：431-434

11. Meier R，Ockenga J，Pertkie wicz M，et al. ESPEN Guidelines on Enteral Nutrition：Pancreas. Clin Nutr，2006，25，275-284

第七节　短肠综合征与胃肠道瘘

一、背　　景

短肠综合征患者大多需要1个月以上的肠外营养（PN）支持[1,2]。剩余小肠少于100cm且结肠大部分切除患者所需的PN支持时间更长，通常无法预计。相反，保留结肠的患者，即使剩余小肠少于50cm，通常仍能够完全脱离特殊营养支持，恢复正常饮食。

胃肠道瘘是一类需要营养支持的疾病。多数术后胃肠道瘘可能在6～8周后逐步自愈，无须手术。

二、证　　据

本部分能收集到的高级别证据较少，尚待更多的证据和专家经验加以充实。

2001年美国胃肠病学会（AGA）指南指出，短肠综合征发生不可逆肠功能衰竭的患者，PN支持属于“挽救生命（life saving)”的治疗，不需要随机对照研究（RCT）评价[3]。在早期应为短肠综合征患者提供静脉补液和PN支持[1,3]，对肠道功能已经无法代偿的患者，应提供家庭PN支持（home parenteral nutrition)[3]。

迄今没有比较用与不用临床营养支持对肠瘘患者作用的RCT。前瞻性非随机对照研究结果显示，PN有益于肠瘘患者的疾病转归。肠瘘患者最主要的死因是感染。感染和瘘口大量消化液丢失可加重饥饿对患者的负面影响。因此，禁食的肠瘘患者应在病程7～14天内开始较全面的营养支持，一般来讲肠瘘急性阶段常需肠外营养支持[4]。

三、推荐意见

1. 急性期肠瘘及短肠综合征患者（经口或经肠内营养支持无法达到营养需要量时），应予肠外营养支持。(B)

2. 有肠道功能衰竭的短肠综合征患者，应该接受家庭肠外营养。(A)

参考文献

1. Byrne TA, Wilmore DW, Iyer K, et al. Growth hormone, glutamine, and an optimal diet reduces parenteral nutrition in patients with short bowel syndrome: a prospective, randomized, placebo-controlled, double-blind clinical trial. Ann Surg, 2005, 242: 655-661

2. Zhu WM（朱维铭），Li N（李宁），Ren JA（任建安），et al. Rehabilitation therapy for short bowel syndrome. Chinese Medical Journal, 2002, 115: 776-778

3. Koretz RL, Lipman TO, Klein S. AGA technical review on parenteral nutrition. Gastroenterology, 2001, 121: 970-1001

4. Sobotka L 主编．蔡威主译．临床营养基础．第2版．上海：复旦大学出版社，2002

5. 吴肇汉．短肠综合征及处理．临床外科杂志，2000，2

第八节 炎性肠病

一、背景

炎性肠病（inflammatory bowel disease，IBD）包括克罗恩病（Crohn's disease，CD）和溃疡性结肠炎（ulcerative colitis，UC）。营养不良在IBD患者，尤其是CD患者中多见。根据疾病的严重程度不同，65%～78%的CD患者和18%～62%的UC患者有体重下降。25%～80%的CD患者和26%～50%的UC患者存在低蛋白血症。半数CD患者存在贫血，可能继发于营养不良，而80%的UC患者存在贫血，主要原因为血液丢失。腹泻所致电解质丢失在CD和UC中均常见。维生素和矿物质缺乏在CD中较为常见，与疾病累及部位和严重程度相关。IBD引起营养不良的机制包括：食物摄入减少，饮食限制，营养吸收不良（尤其是CD），黏膜剥脱和出血所致肠道丢失增加，发热和炎症所致营养需求增加，以及药物和营养相互作用等。对于CD患者而言，特殊营养支持（specialized nutrition support，SNS）是一种治疗手段，作用机制包括：纠正营养不良，作为诱导缓解的基本治疗，减少手术切除范围，围手术期间应用降低术后并发症，逆转儿童CD患者生长延迟，促进肠道瘘管愈合，以及为短肠综合征患者提供长期营养支持等；对于UC患者，营养支持的主要作用是缓解病情与避免手术。

二、证　据

评价肠外营养（PN）作为基本治疗在CD治疗作用的前瞻性研究结果显示，PN在CD急性期可诱导缓解，但当患者开始恢复进食时，疾病仍易复发。因此，比较费用和相应的风险，PN的获益很小[1]。

肠道休息对于CD无治疗作用。前瞻性研究比较了肠道休息联合PN支持治疗和单纯肠内营养（EN）的疗效，两者的临床缓解率相似，没有证据显示前者对CD急性期有任何治疗优势[2,3]。16个前瞻性随机研究表明，激素治疗的临床缓解率为80%，而单独给予氨基酸型或整蛋白型EN配方的缓解率为60%[4,5]。众多比较多营养素膳和要素膳疗效的文献结果表明，要素膳并不优于多营养素膳（缓解率分别为65%和61%）。尽管有人认为IBD患者的营养需求量显著升高，但文献表明，在CD的缓解期和活动期，总的能量消耗较正常水平并没有明显增高。因为尽管CD活动期静息能量消耗增高，但这些患者的活动水平同时降低，使总的能量消耗接近正常。

CD患者中20%～40%合并生长延迟，随机对照研究（RCT）证据表明，4～6周的EN（1000 kcal/d）管饲配合正常饮食有助于维持患儿的正常生长。近期一项纳入4项RCT总样本量为253例的Cochrane系统评价结果显示，激素治疗活动期的CD患者，缓解率高于EN患者[6]。RCT证据表明，含中链脂肪乳（MCT）的EN配方对CD的活动度、患者的体重增加等无显著效果[7,8]。多个RCT显示，活动期CD患者使用氨基酸、短肽型配方及整蛋白型配方进行管饲，两者效果并无显著差别[6,9]。与普通配方相比，含有谷氨酰胺的整蛋白型配方EN，对疾病活动度等临床指标的改善并无显著差异[10,11]。仅有无对照性研究显示TGF-β_2对CD患者有益[12]，已经发表的研究并不支持该种观点：提高营养水平同时给予肠道休息可以诱导临床缓解，避免UC患者的结肠切除术。

CD出现肠道瘘管可以影响营养状况，水、电解质和锌的缺乏尤为突出。

尽管给予肠道休息和PN后，38%的瘘管可以自行闭合，但开始进食后瘘管常可复发。

一些病变非常广泛的CD患者，通常不能耐受进食或EN，而需要延长PN的时间，建议PN应用至激素或手术使病情缓解后。最初的回顾性分析表明，术前PN可以减少术后并发症、改善病程和减少切除肠段的范围，代价是住院时间的延长。但是最近的研究表明，在术后并发症方面两者之间没有区别，似乎术前PN应限制在严重营养不良、不能耐受EN，且计划行选择性或半选择性手术的CD患者。

IBD患者的饮食调整仅适用于存在非梗阻性狭窄的CD患者，对该类患者不能给予正常的平衡饮食。应限制膳食纤维的含量，某些特殊营养成分对于UC有一定的作用，研究观察到补充叶酸与UC患者肿瘤或不典型增生发生率的降低相关。关于UC患者补充ω-3脂肪酸的随机对照试验证实可降低疾病活动度和激素需要量[13]。

三、推荐意见

1. 炎性肠病患者存在营养方面的危险因素，需要进行营养筛查以确定是否需要按照营养护理计划来接受正规的营养评估。(B)

2. 炎性肠病及生长延迟的患儿应采用肠内营养，以帮助患儿正常生长发育。(A)

3. 需要特殊营养支持（SNS）的克罗恩病患者，应使用肠内营养。(B)

4. 不适合使用激素治疗的急性期成年克罗恩病患者，应采用肠内营养治疗。(A)

5. 对于长期临床缓解（>1年）且无营养缺乏的克罗恩病，没有证据显示肠内营养（口服营养补充或管饲）或者维生素及微量元素等营养素补充剂有益。(B)

6. 不耐受肠内营养的炎性肠病患者，应采用肠外营养支持。(B)

7. 合并瘘的克罗恩病患者，应该尝试短期肠道休息联合肠外营养支持治疗。(B)

8. 严重营养不良炎性肠病患者，是围手术期SNS的适应证。(B)

9. SNS和肠道休息不应作为溃疡性结肠炎或克罗恩病的基础治疗。(A)

10. 活动期克罗恩病患者，不推荐常规使用氨基酸或短肽型配方。(A)

11. 活动期克罗恩病患者，使用特殊肠内营养配方［中长链脂肪乳或者添加ω-3脂肪酸、谷氨酰胺、转化生长因子-β（TGF-β）］与普通配方的肠内营养相比，对结局无显著影响。不推荐常规使用特殊肠内营养配方。(A)

参考文献

1. American Society for Parenteral and Enteral Nutrition-Professional Association. Inflammatory Bowel Disease (IBD) . 2002, 28 pages, NGC: 002861

2. American College of Gastroenterology-Medical Specialty Society. Management of Crohn's disease in adults. 2001, 9 pages, NGC: 002028

3. Galandi D, Allgaier HP. Diet therapy in chronic inflammatory bowel disease: results from meta-analysis and randomized controlled trials. Schweiz Rundsch Med Prax. 2002 , 91 (47): 2041-2049

4. Trallori M, D' Albasio G, Milla M, et al. Defined-formula diets versus steroids in the treatment of active Crohn's disease. Scand J Gastroenterol, 1996, 31: 267-272

5. Griffiths A, Ohlsson A, Sherman P, et al. Meta-analysis of enteral nutrition as a primary treatment of active Crohn's disease. Gastroenterology, 1995, 108: 1056-1067

6. Zachos M, Tondeur M, Griffiths AM. Enteral nutritional therapy for inducing remission of Crohn's disease. Cochrane Database Syst Rev, 2001, (2): CD000542

7. Sakurai T, Matsui T, Yao T, et al. Short-term efficacy of enteral nutrition in the treatment of active Crohn's disease: a randomized, controlled trial comparing nutrient formulas. JPEN, 2002, 26: 98-103

8. Khoshoo V, Reifen R, Neuman MG, et al. Effect of low-and high-fat, peptide-based diets on body composition and disease activity in adolescents with active Crohn' sdisease. JPEN, 1996, 20: 401-405

9. Verma S, Brown S, Kirkwood B, et al. Polymeric versus elemental diet as primary treatment in active Crohn's disease: a randomized, double-blind trial. Am J Gastroenterol, 2000, 95: 735-739

10. Akobeng AK, Miller V, Stanton J, et al. Double-blind randomized controlled trial of glutamineenriched polymeric diet in the treatment of active Crohn's disease. J Pediatr Gastroenterol Nutr, 2000, 30: 78-84

11. Den Hond E, Hiele M, Peeters M, et al. Effect of long-term oral glutamine supplements on small intestinal permeability in patients with Crohn's disease. JPEN, 1999, 23: 7-11

12. Fell JM, Paintin M, Arnaud-Battandier F, et al. Mucosal healing and a fall in mucosal pro-inflammatory cytokine mRNA induced by a specific oral polymeric diet in paediatric Crohn's disease. Aliment Pharmacol Ther, 2000, 14: 281-289

13. Hawthorne AB, Daneshmend TK, Hawkey CJ, et al. Treatment of ulcerative colitis with fish oil supplementation: a prospective 12 month randomised controlled trial. Gut, 1992, 33: 922-928

第九节 肝脏疾病

一、背 景

肝脏是全身代谢和营养的中心器官，碳水化合物、蛋白质/氨基酸、脂肪的合成和分解主要通过肝脏完成。同时，有多种维生素通过肝脏进行合成、活化和储存。此外，肝脏还具有生物转化功能，大部分内源性和外源性代谢终末产物需要通过肝脏转化后，方能以安全的形式排出。

肝脏具有强大的功能储备，只要存在20%以上的正常细胞，就能够维持肝脏的上述功能。当肝脏严重受损而不能维持正常代谢功能时，随之而来的就是各种营养问题，并最终导致患者出现蛋白-能量营养不良（protein energy malnutrition，PEM）。进行性加重的PEM本身又构成对肝脏结构和功能的损害，并成为导致肝脏疾病进入终末期（end stage liver disease，ESLD）的重要因素。

ESLD患者有多方面的代谢异常，包括热量和营养素摄入不足，肠道消化和吸收功能障碍，糖、脂肪和蛋白质代谢紊乱。因此，这类患者普遍存在营养不良，调查发现其发病率可高达80%[1,2]。此外，PEM的发病率和严重程度与肝脏功能的失代偿程度正相关。意大利一个多中心调查发现，肝功能指标基本正常的慢性肝硬化患者，用人体测量指标评价PEM，其发病率约为20%，而重度失代偿患者为60%[3]。若用更敏感的方法测量或筛查，则营养不良的检出率将更高。有研究认为，等待肝移植的患者，几乎100%存在营养不良[4]。需要指出的是，肝脏疾病患者机体组织的受损可能是不平衡的，部分患者即使处于严重的营养不良或疾病终末期，也不表现为明显消瘦，且可能存在肥胖。美国研究表明，ESLD患者的肥胖症发生率约为21%～28%[5,6]。

对评价肝脏疾病患者的营养状态，欧洲肠外肠内营养学会（ESPEN）推荐使用“主观全面评定法”（subjective global assessment，SGA）[7,8]。

二、证 据

（一）肝功能不全时的能量和营养素需求

非随机前瞻性研究表明，35～40kcal/(kg·d) 的热量摄入对维持肝功能不全患者的营养状况是必需的[9]。调查研究和2004年发表的一个随机对照研究表明，即使在肝性脑病患者，大部分患者对于1.2～1.5g/(kg·d) 的蛋白摄入量亦能很好地耐受，并未导致神经精神或其他并发症的增加[10～14]。该结果提示，对于肝脏疾病患者，过度的限制蛋白摄入，将可能导致负氮平衡和不良结局。

（二）支链氨基酸

支链氨基酸（branched-chain amino acids，BCAA）是亮氨酸、异亮氨酸和缬氨酸的总称。BCAA不仅是蛋白质合成的底物，更在合成代谢中发挥重要的调节作用，其治疗性作用在肠外肠内营养中很受关注。

实验研究和临床调查发现，血BCAA水平降低是肝脏疾病氨基酸代谢异常的表现之一，在肝功能衰竭的患者更有BCAA耗竭和芳香族氨基酸含量升高。这种BCAA/芳香族氨基酸比值的降低被认为是肝性脑病的重要机制。因此，在肝脏疾病患者的营养支持方案中，补充BCAA的观点曾被广泛接受。

然而，评价BCAA的较早期临床研究结论并不一致。2004年，Cochrane协作网发表了一个针对肝脏疾病补充BCAA疗效的系统评价。该研究纳入口服或经肠外补充BCAA的随机对照研究，结论是BCAA对改善肝性脑病患者的结局并无明确疗效。但是，该研究纳入的基本为小样本随机对照研究（RCT），且缺乏设盲的研究[15]。

2003年和2005年分别有两个大样本随机双盲对照研究发表。结果发现，肝硬化患者口服支链氨基酸能延缓肝功能不全的发生，并可延长无症状生存时间[16,17]。

对于经肠外途径给以BCAA，目前RCT证据不多，1990年以前发表过一些非随机对照研究，它们的结论很不一致。对能否改善肝性脑病患者的临床结局，目前尚无定论[18-20]。1989年发表的一个meta分析报告，肠外应用BCAA对于促进肝性脑病患者的神经功能恢复有作用，但该meta分析所合并的研究之间存在明显的异质性[21]。

（三）肝脏疾病的肠内营养

有RCT证据表明，当患者经饮食摄入不能达到上述需要量时，给以肠内营养支持能改善患者的临床结局[10,22,23]。对肝硬化失代偿、合并肝性脑病的患者，含BCAA的肠内营养能改善患者的临床结局。

肠内营养支持的目标是达到足够的摄入量，若经口服途径难以达到，就应考虑管饲。可供选用的管饲方法包括经鼻胃、鼻肠及经皮内镜下胃造口（PEG）置管等，具体的路径选择办法可参见本书“营养支持输注系统：肠内营养管饲途径”一节。但需指出，对于存在腹水、凝血功能障碍、门静脉高压症的患者，PEG有很高的并发症风险[24]。

（四）肠外营养

肠外营养对肝脏疾病患者的临床结局有无改善，目前仅有很少的证据。已有的RCT发现，对于没有营养不良的肝硬化患者，肠外营养未明显改善临床结局[7,25]。2002年美国胃肠病学会（AGA）的系统评价也发现，虽然肠外营养对降低肝功能不全患者的胆红素有作用，但对于并发症和病死率并无影响[26]。

三、推荐意见

1. 推荐采用NRS工具对肝脏疾病患者进行营养风险筛查。(A)

2. 肝脏疾病患者经肠道摄入的目标是：热量35～40kcal/(kg·d)，蛋白质1.2～1.5g/(kg·d)。(D)

3. 存在营养摄入不足的患者，优先考虑给以肠内营养。(A)

4. 存在肝硬化失代偿或肝性脑病的患者，应给以含有BCAA的肠内营养。(A)

5. 由于存在较高的并发症风险，不推荐在肝脏疾病患者应用经皮内镜下胃造口置管。(D)

6. 对肠内营养难以达到营养摄入目标的患者，推荐给以肠外营养。(B)

7. 存在肝性脑病且需要接受肠外营养的患者，可考虑经静脉补充BCAA。(C)

8. 不推荐在没有肝性脑病或肝功能不全的患者常规使用静脉BCAA。(D)

参考文献

1. McCullough AJ，Bugianesi E. Protein calorie malnutrition and the etiology of cirrhosis. Am J Gastroenterol，1997，92：734-738

2. Thuluvath PJ，Triger DR. Evaluation of nutritional status by using anthropometry in adults with alcoholic and nonalcoholic liver disease. Am J Clin Nutr，1994，60 (2)：269-273

3. Nutritional status in cirrhosis. Italian Multicenter Cooperative Project on Nutrition in Liver Cirrhosis. J Hepatol，1994，21：317-325

4. Figueiredo FA，Dickson ER，Pasha TM，et al. Utility of standard nutritional parameters in detecting body cell mass depletion in patients with end-stage liver disease. Liver Transpl，2000，65：575-581

5. Nair S，Verma S，Thuluvath PJ，et al. Obesity and its effect on survival in patients undergoing orthotopic liver transplantation in the United States. Hepatology，2002，35 (1)：105-109

6. Sawyer RG，Pelletier SJ，Pruett TL. Increased early morbidity and mortality with acceptable long-term function in severely obese patients undergoing liver transplantation. Clin Transplant，1999，13 (1 Pt 2)：126-130

7. Plauth M，Cabre E，Riggio O，et al. ESPEN Guidelines on Enteral Nutrition：Liver disease. Clin Nutr，2006，25：285-294

8. Plauth M，Merli M，Kondrup J，et al. ESPEN for nutrition in liver disease and transplantation. Clin Nutr，1997，16：43-55

9. Harrison J，Mckiernan J，Neuberger J. A prospective study on the effect of recipient nutritional status on outcome in liver transplantation. Transplant Int，1997，10：369-374

10. Cabre E，Gonzalez-Huix F，Abad-Lacruz A，et al. Effect of total enteral nutrition on the short-term outcome of severely malnourished cirrhotics. A randomized controlled trial. Gastroenterology，1990，98：715-720

11. Kearns PJ，Young H，Garcia G，et al. Accelerated improvement of alcoholic liver disease with enteral nutrition. Gastroenterology，1992，10（2）：200-205

12. Neilsen K，Kondrup J，Martinsen L，et al. Nutritional assessment and adequacy of dietary intake in hospitalized patients with alcoholic liver cirrhosis. Br J Nutr，1993，69：665-679

13. Morgan TR，Moritz TE，Mendenhall CL，et al. Protein consumption and hepatic encephalopathy in alcoholic hepatitis. J Am Coll Nutr，1995，14：152-158

14. Cordoba J，Lopez-Hellin J，Planas M，et al. Normal protein for episodic hepatic encephalopathy：results of a randomized trial. J Hepatol，2004，41：38-43

15. Als-Nielsen B，Koretz RL，Kjaergard LL，et al. Branched-chain amino acids for hepatic encephalopathy（Cochrane review）. In The Cochrane Library，Issue 2. Edited by Chichester，UK：John Wiley & Sons，Ltd，2004

16. The Italian BCAA Study Group. Nutritional supplementation with branched-chain amino acids in advanced cirrhosis：a double blind，randomized trial. Gastroenterology，2003，124：1792-1801

17. Muto Y，Sato S，Watanabe A，et al. Effects of oral branched chain amino acid granules on event-free survival in patients with liver cirrhosis. Clin Gastroenterol Hepatol，2005，3：705-713

18. Wahren J，Denis J，Desurmont P，et al. Is intravenous administration of branched chain amino acids effective in the treatment of hepatic encephalopathy? A multicenter study. Hepatology，1983，3：475-480

19. Michel H，Bories P，Aubin JP，et al. Treatment of acute hepatic encephalopathy in cirrhotics with a branched-chain amino acids enriched versus a conventional amino acids mixture. A controlled study of 70 patients. Liver，1985，5：282-289

20. Rossi Fanelli F，Cangiano C，Capocaccia L. Use of branched chain amino acids for treating hepatic encephalopathy：clinical experiences. Gut，1986，27：111-115

21. Naylor CD，Rourke KO，Detsky AS，et al. Parenteral nutrition with branched-

chain amino acids in hepatic encephalopathy. A meta-analysis. Gastroenterology，1989，97：1033-1042

22. Hirsch S，Bunout D，de la Maza P，et al. Controlled trial on nutrition supplementation in outpatients with symptomatic alcoholic cirrhosis. JPEN，1993，17：119-124

23. Le Cornu KA，Mckiernan FJ，Kapadia SA，et al. A prospective randomized study of preoperative nutritional supplementation in patients awaiting elective orthotopic liver transplantation. Transplantation，2000，69：1364-1369

24. Löser C，Fölsch UR. Guidelines for treatment with percutaneous endoscopic gastrostomy. German Society of Digestive and Metabolic Disease. Z Gastroenterol，1996，34：404-408

25. Bonkovsky HL，Singh RH，Jafri H，et al. A randomized controlled trial of the treatment of alcoholic hepatitis with parenteral nutrition and oxandrolon. Am J Gastro，1991，86：1209-1218

26. Koretz RL，Lipman TO，Klein S. AGA technical review on parenteral nutrition. Gastroenterology，2001，121：970-1001

第十节 肝 移 植

一、背 景

肝移植的主要适应证是终末期肝病，这些患者多数伴有营养不良。一项回顾性研究发现，79%的肝移植术前患者存在营养不良。营养不良可导致呼吸机辅助呼吸时间延长、ICU 监护时间延长和总住院时间延长、总住院费用增加、气管切开率增加、并发症发生率和手术后死亡率增加，从而影响肝移植的结局[1]。而肝移植术后远期的一些慢性病理过程，如肥胖、脂肪肝、高血脂、高血压、糖尿病和骨质疏松症等都与饮食有关。所以，应当在肝移植围手术期和术后远期的不同阶段进行营养指标检测和营养状况评估，并结合患者的具体情况制定个体化的营养干预方案，对从整体上改善肝移植的结局具有重要的临床意义。

二、证 据

肝移植术后营养支持的意义及给予途径：随机对照研究表明，肝移植术后营养支持组在机械通气时间和 ICU 监护时间方面优于非营养支持组[2]。与肠外营养组相比，肝移植术后 12 小时开始管饲者，氮平衡和手握力恢复速度显著增快，细菌感染和病毒感染率显著降低，住院费用减少[3-5]。

（一）肝移植术后热卡和营养素的供应量

静息能量消耗的测定结果显示，肝移植术后两周内的能量消耗逐渐增加，较基础能量消耗增加 20%～27%[6-8]。肝移植术后 1～4 天内日尿氮排出量为 14.4～24.6g，推荐蛋白质补给量为 1.5～2.0g/(kg·d)。

（二）肝移植后肠内营养制剂的类型

肝移植术后给予整蛋白型肠内营养制剂是适宜的[2,3,7]。与标准配方对比，含益生菌（如乳酸杆菌）的高纤维制剂能显著减少感染性并发症的发生[9]。

（三）肠内营养与他克莫司

随机对照研究表明，在服用他克莫司前、后中断肠内营养给予与持续不间断给予肠内营养，对他克莫司的吸收和血药浓度无影响[10]。

（四）肝移植术后常见的营养代谢并发症和营养干预方案

由于肝脏功能改善、食欲增加和免疫抑制剂的使用，肝移植后 1 年时体重平均增长 6.5kg[11]，肥胖的发生率为 10.9%～18.2%[12]，高胆固醇血症的发生率为 43%[13]，高血压的发生率为 67%～81%[11,14]，糖尿病的发生率为 9%[15]。另有研究发现，肝移植术后骨密度较术前明显降低[16]。

肝移植术后早期营养支持的主要目的是维护肠道屏障功能，减少并发症，促进创伤修复。而术后远期营养方案调整的意义在于防治一些与营养和代谢相关的慢性病理过程[17-20]。依活动量大小调整热量摄取以维持健康体重。研究表明，在不增加激素剂量时，按 1.0g/kg 供给蛋白质即可满足机体需求。饮食中碳水化合物供能应当占总热量的 50%～70%，需要包括多糖而限制单糖。脂肪供能比例应控制在 30%以下，以防治肥胖、脂肪肝和高脂血症。控制钠盐摄入在 6g/d 以下，有助于防治高血压。建议每天摄取钙盐 1000～1500mg，如果有发生骨质疏松的高风险因素存在，就应当补充雌激素和维生素 D。因为环孢素 A（CsA）能引起镁和磷的消耗增加，所以应定期检测血清镁和磷浓度，必要时给予相应的补充。CsA 和他克莫司能引起血钾升高，必要时应限制饮食中的钾盐摄入。目前缺乏关于肝移植后对维生素和矿物质需求量的研究报告，建议补充基础量的复合维生素和矿物质。

营养不良和营养过剩都会影响肝移植的结局，临床营养干预在肝移植的每个阶段都是必要的，各阶段合理的营养干预必将对移植结局产生有益的影响。尽管饮食指导对于肝移植后患者的健康维持和远期存活是非常重要的，但许多患者并不顺从。经常对患者进行相关知识宣传和教育以提高其依从性是非常必要的[21]。

三、推荐意见

1. 肝移植术后只要生命体征稳定即可开始营养支持。(A)

2. 不能闻及肠鸣音不是肝移植术后经肠管饲的禁忌证。(C)

3. 给予营养支持时，优先考虑肠内途径，对肠内途径不能满足营养需求(不足需求量的60%)者，辅以肠外营养。(C)

4. 给予肠内营养时，首选经口营养补充，如胃蠕动尚未恢复，则给予经肠道管饲。(C)

5. 限于肠道的耐受能力，管饲开始时速度要慢(10～20ml/h)，依耐受情况逐渐加快。(C)

6. 从管饲到经口饮食的过渡过程中，管饲可以定时给予。患者能经口摄取目标营养量的2/3或3/4时，可停用管饲。(D)

7. 对于大多数肝移植患者给予整蛋白型制剂是适宜的，但在肠内营养启动阶段宜将制剂稀释。(C)

8. 对于术前有肝性脑病者，在术后早期应给予富含支链氨基酸的制剂。(A)

9. 推荐肝移植后给予含益生菌(如乳酸杆菌)的高纤维肠内营养制剂。(B)

10. 服用他克莫司前、后不需中断肠内营养。(B)

11. 活体肝移植时，供体的营养支持原则与接受腹部大手术者相同。(C)

12. 对肝移植术后患者进行长期的营养状况检测和饮食指导。(C)

参考文献

1. Reilly J, Mehta R, Teperman L, et al. Nutritional support after liver transplantation: a randomized prospective study. JPEN, 1990, 14: 386-391

2. Hasse JM, Blue LS, Liepa GU, et al. Early enteral nutrition support in patients undergoing liver transplantation. JPEN, 1995, 19: 437-443

3. Wicks C, Somasundaram S, Bjarnason I, et al. Comparison of enteral feeding and total parenteral nutrition after liver transplantation. Lancet, 1994, 34 (4): 837-840

4. Moore FA, Feliciano DV, Andrassy RJ, et al. Early enteral feeding compared with parenteral reduces postoperative septic complications: The result of a meta-analysis. Ann Surg, 1992, 21 (6): 172-183

5. Plevak DJ, Dicecco SR, Wiesner RH, et al. Nutritional support for liver transplantation: identifying caloric and protein requirements. Mayo Clin Proc, 1994, 69: 225-230

6. Delafosse B, Faure JL, Bouffard Y, et al. Liver transplantation-energy expenditure, nitrogen loss, and substrate oxidation rate in the first two postoperative

days. Transplant Proc，1989，21：2453-2454

7. Shanbhogue RL，Bistrian BR，Jenkins RL，et al. Increased protein catabolism without hypermetabolism after human orthotopic liver transplantation. Surgery，1987，101：146-149

8. O' Keefe SJ，Williams R，Calne RY. "Catabolic" loss of body protein after human liver transplantation. BMJ，1980，280：1107-1108

9. Rayes N，Seehofer D，Hansen S，et al. Early enteral supply of lactobacillus and fiber versus selective bowel decontamination：a controlled trial in liver transplant recipients. Transplantation 2002，74：123-127

10. Murray M，Grogan TA，Lever J，et al. Comparison of tacrolimus absorption in transplant patients receiving continuous versus interrupted enteral nutritional feeding. Ann Pharmacother，1998，32：633-636

11. Eid A，Steffen R，Porayko MK，et al. Beyond one year after liver transplantation. Mayo Clin Proc，1989，64：446-450

12. Mor E，Facklam D，Hasse J，et al. Weight gain and lipid profile changes in liver transplant recipients：long-term results of the American FK506 multicenter study. Transplant Proc，1995，27：1126

13. Munoz SJ，Deems RO，Moritz MJ，et al. Hyperlipidemia and obesity after orthotopic liver transplantation. Transplant Proc，1991，21：1480-1483

14. Levy MF，Husberg BS，Goldstein RM，et al. Diabetes mellitus and liver transplantation. Hepatology，1992，16：50A

15. Katz IA，Epstein S. Posttransplant bone disease. J Bone Miner Res，1992，7：123-126

16. Hasse JM. Nutrition considerations in liver transplantation. Top Clin Nutr，1992，7：24-33

17. Hasse J. Role of the dietitian in the nutrition management of adults after liver transplantation. J Am Diet Assoc，1991，91：473-476

18. Hasse JM. Nutritional implications of liver transplantation. Henry Ford Hosp Med J，1990，38：235-240

19. Hasse JM，Blue LS，Watkins LA. Solid organ transplantation. In：Gottschlich MM，Matarese LE，Shronts EP（eds）：Nutrition Support Dietetics Core Curriculum，2nd ed. Silver Spring，1993

20. Dinga MA. Nutrition in liver transplantation. Dietit Nutr Supp，1987，8：5-13

21. Kiley DJ，Lam CS，Pollak R. A study of treatment compliance following kidney transplantation. Transplantation，1993，55：51-56

22. 江华，李波，蒋朱明，等．静脉谷氨酰胺双肽强化的肠内营养对肝脏移植术后患者临床结局的影响：前瞻性、随机对照临床研究．中国临床营养杂志，2007，15（1）：21-25

第十一节　心血管疾病

一、背　景

随着心血管疾病发病率的上升，心功能不全在心脏科和ICU中越来越常见。由于摄入不足、对营养支持的忽略以及心源性恶病质，营养不良在心功能不全患者中并不少见[1]。有研究表明，营养不良对于心功能不全患者的结局是有影响的，而早期进行的代谢和营养支持能促进心脏缺血后发生心功能不全患者的康复。通过对代谢底物的调节，心肌的缺血再灌注损伤可以部分被营养支持所减轻。

二、证　据

胰岛素-葡萄糖-钾（极化液）输注，在减少心肌对游离脂肪酸的摄取、促进心肌细胞ATP的合成、降低体外循环患者的血乳酸水平及改善冠脉功能方面均有作用[2]。但上述在动物和人体研究中发现的有益机制，却并未很肯定地与临床结局的改善相联系。如对改善心脏术后患者的临床结局而言，极化液并未在临床研究中表现出显著的作用[3]。

ω-3脂肪酸所具有的改善脂代谢、为内皮细胞提供营养及在免疫调节方面的作用，使其最近得到越来越多的关注。已有大样本临床调查肯定了它对于预防心血管病事件和降低冠心病发生率方面的肯定作用，但对于在急性心功能不全及心脏术后患者中的应用尚少研究[4,5]。此外，包括谷氨酰胺、牛磺酸等在内的代谢调节物质，也已有研究提示可能对急性心功能不全有所作用[1]。

已有的临床证据表明，急性心功能不全的患者能够耐受肠内营养，且连续缓慢的十二指肠或小肠喂养并不增加静息能量消耗[6,7]。对于多数患者可能需要联合应用肠外和肠内营养，以达到热量和氮摄入的目标[1]。

然而，需要指出的是，检索发现目前缺乏对心脏疾病中各种营养治疗进行评价的临床研究，尤其是随机对照研究（RCT）。

三、推荐意见

1. 对于存在心功能不全、心源性恶病质及接受体外循环手术的患者，应常规进行营养风险筛查。(A)

2. 对有营养风险的患者，应进一步进行营养评定，并制定营养支持计划。(B)

3. 极化液可用于有心功能不全及接受体外循环手术的患者。(D)

4. 心血管疾病患者，不常规推荐使用肠外营养。(D)

5. 需要营养支持的患者，若肠道有功能，则优先使用肠内营养。(D)

参 考 文 献

1. Piku J，Sharpe MD，Lowndes R，et al. Degree preoperative malnutrition is predictive of postoperative morbidity and mortality in liver transplant recipients. Transplantation，1994，57：469-472

2. Berger MM，Mustafa I. Metabolic and nutritional support in acute cardiac failure. Curr Opin Clin Nutr Metab Care，2003，6：195-201

3. Kjellman UW，Bjork K，Dahin A，et al. Insulin (GIK) improves myocardial metabolism in patients during blood cardiplegia. Scan Cardiovasc J，2000，34：321-330

4. Lell AWA，Nielsen VG，McGiffin DC，et al. Glucose-insulin-potassium infusion for myocardial protection during off-pump coronary artery surgery. Ann Thorac Surg，2002，123：1120-1124

5. Bang HO，Dyerberg J. Plasma lipids and lipoprotein in Greenlandic west coast Eskimos. Acta Med Scand，1972，92 (1)：85-95

6. Wahle KW，Rotondo D. Fatty acids and endothelial cell function：regulation of adhesion molecule and redox enzyme expression . Curr Opin Clin Nutr Metab Care，1992，2 (1)：109-115

7. Heymsfield SB，Casper K. Congestive heart failure：clinical management by use of continuous nasoenteric feeding. JPEN，1994，18：409-416

第十二节 神经系统疾病

一、背 景

神经疾病的营养障碍问题很普遍，意识障碍、精神障碍、神经源性呕吐、神经源性延髓麻痹、神经源性呼吸衰竭以及严重并发症的患者，均可影响营养代谢功能。可能有营养风险，也可能引起营养不良，从而加重原发疾病，增加并发症，影响结局。因此，针对神经疾病患者的治疗，应包括改善营养代谢状态、合理实施营养支持。

二、证 据

(一) 脑卒中

2005 年，FOOD (Feed Or Ordinary Diet) 临床研究为急性脑卒中伴吞咽

困难患者的肠内营养提供了有力的证据。这是项多中心、随机对照研究[1,2]，整项研究分阶段进行。2003 年 FOOD 试验第一阶段研究结果发布。纳入急性脑卒中患者 3012 人，追踪 2955 人（98%）。入院时收集患者营养状况和其他临床结局预测指标，6 个月后对其生存和神经功能状态（改良 Rankin 评分，MRS）进行评估。结果脑卒中后营养正常者占 74%（2194 人），其中 445 人（20%）死亡；营养不良患者占 9%（275 人），其中 102 人（37%）死亡，死亡率的比值比（OR）为 2.32，95%可信区间（CI）为 1.78～3.02；调整年龄、既往卒中后功能状态以及本次卒中严重程度后，虽然数据稍有变化，但 OR 仍为 1.82，95%CI 为 1.34～2.47。提示脑卒中患者合并营养不良是导致不良结局的独立危险因素。此外，营养不良患者在住院期间更易并发肺炎或其他部位感染，以及胃肠道出血。基于上述结论，又进行了第二阶段，即评价不同营养支持策略的随机对照研究。

2005 年 FOOD 临床研究第二阶段研究结果发布。该研究自 1996 年开始，至 2003 年结束，历时 7 年。纳入 15 个中心、83 家医院的 859 名患者。该研究包括两个部分：

1. 脑卒中伴吞咽障碍患者早期（7 天内）肠内喂养与延迟（7 天后）肠内喂养（给予必要的肠外碳水化合物）随机对照研究（研究纳入 15 个中心、83 家医院的 859 名患者），6 个月后早期肠内喂养患者的绝对死亡危险比延迟肠内喂养患者减少 5.8%，95%CI 为－0.8～12.5，$P=0.09$；死亡和不良结局（改良 Rankin 评分为 3～5 分）的绝对死亡危险减少 1.2%，95%CI 为－4.2～6.6，$P=0.7$。

2. 脑卒中伴吞咽障碍患者经皮内镜下胃造口（percutaneous endoscopic gastrostomy，PEG）途径喂养与鼻胃管（naso-gastric tube，NGT）途径喂养的随机对照研究，研究纳入 11 个中心、47 家医院的 321 名患者，6 个月后发现 PEG 途径喂养的 117 例患者的绝对死亡危险比 NGT 喂养的 115 例患者增加了 1.0%，95%CI 为－10.0～11.9，$P=0.9$；死亡或不良结局（改良 Rankin 评分为 3～5 分）的绝对死亡危险增加 7.8%，95%CI 为 0.0～15.5，$P=0.05$。第二阶段研究结果提示，脑卒中伴吞咽障碍患者进行早期肠内营养可能减少病死率，但因不良预后患者比例增加而消费金额增加，早期 PEG 喂养策略未得到支持，因其可能增加结局不良的危险。因此，该研究所提供的证据是脑卒中伴吞咽障碍患者应尽早（7 天内）给予肠内喂养，如果肠内喂养需要持续 2～3 周则最好选择 NGT 途径，除非具有很强的 PEG 指征。

以前的资料有不同的意见，可与 2005 年 FOOD 临床研究结果比较。1999

年发表的脑卒中伴吞咽困难患者（急性或亚急性，3个月之内）肠内营养支持Cochrane系统评价[3]，比较了PEG与NGT两种喂养途径。其中1个随机对照研究（RCT）纳入49位患者，结果提示PEG途径喂养（发病14天内）可降低病死率，OR为0.28，95%CI为0.09～0.8[4]。另1个RCT纳入30位患者，结果提示PEG途径喂养可改善营养状况，如体重（WMD+4.1kg，95%CI为-4.3～+12.5）、中臂围（WMD+2.2cm，95%CI为-0.5～+4.9）和血清白蛋白（WMD+7.0g/L，95%CI为+4.9～+9.1）[5]。该系统评价纳入的研究之间存在异质性，且研究样本量均较小，因此，FOOD研究的证据强度显然较高。

（二）外伤性脑损伤

2005年一份Cochrane系统分析，为外伤性脑损伤何时开始营养支持和通过什么途径给予营养支持提供了证据[6]。两个问题均以结局，如死亡、残疾和并发症作为临床终点判定。首先是外伤性脑损伤早期（7天内）营养支持还是延迟（7天后）营养支持的分析，结果7个RCT的284名患者早期营养支持的死亡相对危险（relative risk，RR）为0.67，95%CI为0.41～1.07；其中3个RCT早期营养支持的死亡和残疾RR为0.75，95%CI为0.50～1.11。从而提示早期营养支持可提高外伤性脑损伤患者的生存率，降低残疾率。另一个是外伤性脑损伤肠外营养还是肠内营养支持的分析，结果5个随机对照研究的207名患者肠外营养支持的死亡RR为0.66，95%CI为0.41～1.07；2个RCT肠外营养支持死亡和残疾的RR为0.69，95%CI为0.40～1.19。从而提示，早期肠外营养支持有提高外伤性脑损伤患者生存率、降低残疾率的趋势。

（三）痴呆

痴呆患者存在营养摄入不足（食欲减退、经口摄入不足或根本不会进食）和能量消耗增加（难以控制的活动）两方面的问题。特别是晚期痴呆患者常因吞咽困难而需肠内营养支持。2003年一项阿尔茨海默病患者营养状况的前瞻性研究，纳入患者479例，应用微型营养评估（mini nutritional assessment，MNA）量表评估患者的营养状况，并根据评估结果分为3组，第1组包括22例营养不良患者（MNA=17），第2组包括166例营养不良危险患者（17>MNA<24），第3组包括291例营养正常患者（MNA=24）。评估的同时记录神经精神量表（NPI）评分、Zarit照料者负担问卷评分和MMSE评分。进一步分析显示，营养不良患者伴随低MMSE评分（$P<0.001$）、高NPI评分（$P<0.001$）和照料者高应激评分（$P<0.001$），营养不良的危险亦与NPI评分和Zarit照料者负担评分相关（$P<0.001$）。结论是营养不良的发生与痴呆

的严重程度相关。2004 年一项痴呆患者营养状况的前瞻性研究，纳入痴呆患者 231 例，观察患者体质指数（BMI，kg/m^2）和 7 年病死率。结果发现 108 例 BMI<23（52%），这些患者与 7 年死亡风险增加有关（OR 为 3，95%CI 为 1.3～6.7）。2006 年一项阿尔茨海默病患者营养状况的断面研究，纳入患者 77 例，结果发现不同程度患者的体质指数、上臂脂肪及瘦体组织的差异均具有统计学意义（分别为 $P=0.001$、0.000、0.000）。结论是阿尔茨海默病早期患者的营养状况便已受到影响。上述 3 项研究提供了痴呆患者存在营养不良或营养不良的危险，并需给予营养支持的证据。

1990～2000 年 4 项研究中 3 项提供了痴呆患者需加强肠内营养支持的证据。1990 年一项非随机对照研究，纳入 52 例痴呆患者，分为管饲喂养组和口服饮食组。1 年后管饲喂养组的体重增加（48%）明显高于对照组（17%），两组比较具有统计学意义（$P<0.01$）[7]。另两项队列研究并未得出相似的结果，2000 年的前瞻性队列研究，纳入 150 例痴呆患者，经 PEG 途径肠内喂养，1 年后患者体重和营养状况均无明显变化[8]；2001 年的前瞻性多中心队列研究，纳入 122 例痴呆患者，分别经 PEG 与 NGT 两种途径肠内营养，6 个月后 PEG 组患者的生存率增加（HR 为 0.41，95%CI 为 0.22～0.76，$P=0.01$），但营养状况改善无明显差异[9]。2000 年一项针对严重认知功能障碍的肠内营养支持队列研究结果提示，与非管饲喂养相比，管饲喂养 1 年的患者死亡风险降低（RR 为 0.71，95%CI 为 0.59～0.86），提示管饲喂养可延长患者的生存时间[10]。

2002 年有两项研究提供痴呆患者需加强经口营养支持的证据。一项为随机、双盲、安慰剂对照研究，纳入 42 例在老年疗养所生活的痴呆患者。研究组经口补充含多种营养素的液体，对照组经口补充安慰剂。3 个月后研究组患者的体重比对照组增加 2.2kg（$P=0.03$）[11]。另一项为非随机对照研究，纳入 38 例痴呆患者，分为经口补充液体营养组和经口补充安慰剂组。6 个月经口补充液体营养组患者的体重增加 3.4kg，而对照组无明显变化（$P=0.001$）[12]。两项研究均证实经口补充营养可增加痴呆患者的体重。

（四）肠内喂养途径的选择（NGT 与 PEG）

1992～2001 年 3 项关于脑卒中、痴呆、帕金森病、抑郁症和癫痫等神经疾病伴有严重神经性吞咽困难患者的长期肠内营养支持研究中，均为 RCT。1992 年 Baeten 等的研究纳入 90 例吞咽困难患者，分为 PEG 喂养组和 NGT 喂养组，比较两种方式的操作成功率及护理方便性。结果发现 PEG 组的治疗失败率低，NGT 组 46 例患者中 8 例因各种原因中断喂养，PEG 组无 1 例发生，护理人员更易操作[13]。1992 年 Park 等的研究纳入 40 例严重神经性吞咽困难患者，分别给予PEG和NGT喂养，结果在喂养期间PEG组完成处方量的93%，NGT组为55%，两组比较差异具有统计学意义（$P<0.001$）；PEG组体重平均增加1.4kg，NGT组为0.6kg，两组比较差异有统计学意义（$P<0.05$），结论是对需要长期肠内营养支持的患者，PEG途径是更好的选择[14]。2001年的前瞻性非随机对照研究，纳入122例非急性严重神经性吞咽困难患者，分别给予NGT和PEG肠内喂养，6个月后PEG组生存率高（HR为0.41，95%CI为0.22～0.76，$P=0.01$），拔管率低（HR为0.17，95%CI为0.05～0.58），误吸发生率低（HR为0.48，95%CI为0.26～0.89），结论是需长期肠内营养的非急性期患者，选择PEG喂养可改善患者的生存率，减少误吸的发生率和提高耐受性[15]。上述三项研究的共同结论是长期肠内营养支持选择PEG途径优于NGT，前者能保持摄入充足的营养物质，维持患者良好的营养状况，且操作失败率低；后者置管率高。

1996年一项急性脑卒中伴吞咽困难患者肠内营养支持研究，为前瞻性随机对照研究，纳入30例急性脑卒中伴有吞咽困难的患者，早期（发病14天内）给予NGT或PEG喂养，6周后PEG组的病死率为12%，NGT组为57%，两组比较差异显著（$P<0.05$）；PEG组的成功率为100%，NGT组为79%。结论是急性脑卒中伴有吞咽困难的患者应予早期PEG喂养[16]。

三、推 荐 意 见

1. 脑卒中急性期合并吞咽困难的患者，推荐7天内开始肠内营养，推荐鼻胃管喂养。(A)

2. 外伤性脑损伤患者推荐早期（7天内）肠外营养支持。(A)

3. 痴呆早期患者推荐加强经口营养支持。(C)

4. 痴呆晚期患者推荐管饲喂养。(B)

5. 任何原因引起的神经性吞咽困难患者（包括脑卒中所致），短期吞咽困难推荐鼻胃管喂养，长期吞咽困难（超过1个月）推荐PEG喂养。(A)

6. 任何原因引起的昏迷患者，短期（1个月以内）昏迷推荐鼻胃管喂养，长期（超过1个月）昏迷（如持续性植物状态）推荐PEG喂养。(D)

参 考 文 献

1. The FOOD Trial Collaboration. Effect of timing and method of enteral tube feeding for dysphagic stroke patients (FOOD): a multicentre randomized controlled trial. Lancet, 2005, 365: 764-772

2. The FOOD Trial Collaboration. Poor Nutritional Status on Admission Predicts

Poor Outcomes After Stroke. Observational Data From the FOOD Trial. Stroke, 2003, 34: 1450-1456

3. Bath PM, Bath-Hextall FJ, Smithard DG. Interventions for dysphagia in acute stroke (Cochrane Review) . From The Cochrane Library, Issue 3, 2006

4. Norton B, Homer-Ward M, Donnelly MT, et al. A randomised prospective comparison of percutaneous endoscopic gastrostomy and nasogastric tube feeding after acute dysphagic stroke. Br Med J, 1996, 312: 13-16

5. Park RH, Allison MC, Lang J, et al. Randomised comparison of percutaneous endoscopic gastrostomy and nasogastric tube feeding in patients with persisting neurological dysphagia. Br Med J, 1992, 304: 1406-1409

6. Yanagawa T, Bunn F, Roberts I, et al. Nutritional support for head-injured patients (Cochrane Review) . From The Cochrane Library, Issue 3, 2006

7. Peck A, Cohen CE, Mulvihill MN. Long-term enteral feeding of aged demented nursing home patients. J Am Geriatr Soc, 1990, 38: 1195-1198

8. Callahan CM, Haag KM, Weinberger M, et al. Outcomes of percutaneous endoscopic gastrostomy among older adults in a community setting. J Am Geriatr Soc, 2000, 48: 1048-1054

9. Dwolatzky T, Berezovski S, Friedmann R, et al. A prospective comparison of the use of nasogastric and percutaneous endoscopic gastrostomy tubes for long-term enteral feeding in older people. Clin Nutr, 2001, 20: 535-540

10. Rudberg MA, Egleston BL, Grant MD, et al. Effectiveness of feeding tubes in nursing home residents with swallowing disorders. JPEN J Parenter Enteral Nutr, 2000, 24: 97-102

11. Wouters-Wesseling W, Wouters AE, Kleijer CN, et al. Study of the effect of a liquid nutrition supplement on the nutritional status of psycho-geriatric nursing home patients. Eur J Clin Nutr, 2002, 56: 245-251

12. Faxen-Irving G, Andren-Olsson B, af Geijerstam A, et al. The effect of nutritional intervention in elderly subjects residing in group-living for the demented. Eur J Clin Nutr, 2002, 56: 221-227

13. Baeten C, Hoefnagels J. Feeding via nasogastric tube or percutaneous endoscopic gastrostomy. A comparison. Scand J Gastroenterol, 1992, 194: 95-98

14. Dwolatzky T, Berezovski S, Friedmann R, et al. A prospective comparison of the use of nasogastric and percutaneous endoscopic gastrostomy tubes for long-term enteral feeding in older people. Clin, Nutr, 2001, 20: 535-540

15. Norton B, Homer-Ward M, Donnelly MT, et al. A randomised prospective comparison of percutaneous endoscopic gastrostomy and nasogastric tube feeding after acute dysphagic stroke. Br Med J, 1996, 312: 13-16

第十三节 糖 尿 病

一、背 景

糖尿病是一组由于胰岛素分泌和（或）作用缺陷引起的以血糖增高为特征的代谢病。全球约有2亿人患有糖尿病，且呈逐年增加趋势。糖尿病患者存在葡萄糖、脂质及蛋白质代谢异常。在外伤、手术、感染等创伤应激状态下，机体分解代谢明显，重者可发生酮症酸中毒、高渗性昏迷等严重并发症，因此在治疗糖尿病时应重视为患者提供恰当的营养支持。糖尿病患者营养治疗的主要目的是使其达到并保持血糖浓度尽可能接近正常，并减少或治疗慢性并发症。为达到此目的，临床上对于接受营养支持的糖尿病患者应强调血糖控制的重要性。

急性疾病时糖尿病患者的营养支持原则与非糖尿病患者无区别，但应考虑患者特有的代谢特点和床旁血糖监测问题。疾病或创伤所致的应激反应是引起高血糖和胰岛素抵抗的原因。急性疾病时，通常非胰岛素依赖的2型糖尿病患者可能需要胰岛素治疗，而胰岛素依赖的1型糖尿病患者可能需要比平时更多的胰岛素。

糖尿病患者的营养治疗应该实施个体化方案，同时要考虑患者的饮食习惯、疾病代谢状况、预期治疗目标。代谢指标的相关检测（包括血糖、血脂、糖化血红蛋白、血压、体重和肾功能），对于个体化方案的制定以及帮助患者改善预后有指导意义[1]。

二、证 据

英国糖尿病研究小组的调查发现，按英国糖尿病协会（BDA）所推荐的糖尿病营养摄入标准，糖尿病组中52%的患者存在能量摄入不足，19%的患者为低体重[2]。Vandewoude等的前瞻性随机对照研究表明，在需要管饲喂养的营养不良患者中，糖尿病是导致死亡的一个危险因素[3]。2005年，Elia等的meta分析表明，在老年人及合并肾功能衰竭或神经功能紊乱的糖尿病患者中存在营养不良。营养不良使糖尿病患者更易于感染，并且感染更难控制；营养不良增加了糖尿病患者受压后褥疮或溃疡的发生，且伤口难以愈合；营养不良还可造成全身功能下降。使用糖尿病适用型配方的肠内营养制剂，有助于预防这些并发症[4]。

一般认为，糖尿病或应激性高血糖患者使用营养支持的适应证与非糖尿病患者没有区别[5,6]。

由于各种原因不愿或无法进食，以及因分解代谢亢进而需要增加营养素、能量摄入，均会影响糖尿病患者的营养状况并不利于血糖控制[7]。与肠外营养相比，肠内营养较少引起高血糖反应[8]。绝大部分糖尿病患者仍具有完整或部分消化道功能，因此，营养支持途径应首选肠内营养[9]。

糖尿病患者的肠内营养治疗与非糖尿病患者是有差别的。糖尿病患者应用普通肠内营养制剂，可出现血糖水平增高。但胰岛素配合治疗和调整营养液给予方式（持续缓慢输注），通常能够达到有效控制血糖的目的[10]。对于糖尿病适用型肠内营养制剂的作用，2005 年的一篇系统评价（共纳入研究 23 个，样本量 784 例）发现，“糖尿病适用型”肠内营养配方有利于血糖控制[4]。

危重病患者即使以往无糖尿病病史，也常常出现高血糖和胰岛素抵抗。有 RCT 证据表明，强化胰岛素治疗（将血糖严格控制在 4.4～6.1mmol/L）有助于减少并发症和改善临床结局[11]。糖尿病患者进行营养治疗时，血糖的控制尤其重要。糖尿病患者在肠外营养支持时所引起的高血糖症，需要胰岛素治疗[9]。减少肠外营养相关的高血糖的另一策略是避免能量摄入过量。有 RCT 发现，“允许性低摄入”在接受大手术后应激性高血糖患者中短期应用，较传统的“标准肠外营养”，其血糖水平更低，胰岛素使用量明显减少[12]。

三、推荐意见

1. 糖尿病患者存在营养不良的风险，应进行营养指标检测和营养评估。糖尿病或应激性高血糖患者，使用营养支持的适应证与非糖尿病患者无区别。(D)

2. 经口摄食不足或不能经口摄食且胃肠道有功能的糖尿病患者，首选肠内营养。(A)

3. 在血糖监测和血糖控制稳定的情况下，一些非糖尿病肠内营养配方可用于糖尿病患者，但要避免过量过快地提供糖类，应缓慢持续给予，有条件时最好选用肠内营养泵缓慢持续滴入。(C)

4. 对于需要肠内营养支持的糖尿病患者，有条件时可选用糖尿病适用型肠内营养制剂。(A)

5. 给予糖尿病患者营养支持时，应严密监测血糖，根据血糖变化调整营养液输注速度及胰岛素的用法与用量。(A)

6. 对于合并糖尿病的术后患者，如果需要肠外营养支持，推荐采用“允许性低摄入”方案。(B)

参考文献

1. American Diabetes Association Task Force for Writing Nutrition Principles and Recommendations for the Management of Diabetes and Related Complications. American Diabetes Association position statement: evidence-based nutrition principles and recommendations for the treatment and prevention of diabetes and related complications. J Am Diet Assoc, 2002, 102 (1): 109-118

2. Benbow SJ, Hoyte R, Gill GV. Institutional dietary provision for diabetic patients. QJ Med, 2001, 94: 27-30

3. Vandewoude MF, Paridaens KM, Suy RA, et al. Fibre-supplemented tube feeding in the hospitalised elderly. Age Ageing, 2005, 34 (2): 120-124

4. Elia M, Ceriello A, Laube H, et al. Enteral nutritional support and use of diabetes-specific formulas for patients with diabetes: a systematic review and meta-analysis. Diabetes Care, 2005, 28: 2267-2279

5. Coulston AM. Enteral nutrition in the patient with diabetes mellitus. Curr opin clin Nutr Metab Care, 2000, 3 (1): 11-15

6. McMahon MM. Management of parenteral nutrition in acutely ill patients with hyperglycemia. Nutr clin Pract, 2004, 19 (2): 120-128

7. Swift CS, Boucher JL. Nutrition therapy for hospitalized patient with diabetes. Endocr Pract, 2006, 12 [Suppl 3]: 61-67

8. Schrezenmeir J. Rationale for specialized nutrition support for hyperglycemic patients. Clinical Nutrition, 1998, 17 (Suppl 2) : 26-34

9. 吴国豪．糖尿病患者的营养支持．肠内与肠外营养，2003，10 (3)：188-190

10. Sobotka L. Nutritional support in neonatology. Basics in Clinical Nutrition. 3rd ed. Galen: Semily (Czech Repiblic), 2005, 425-439

11. Van den Berghe G, Wouters P, Weekers F, et al. Intensive insulin therapy in critically ill patients. N Engl J Med, 2001, 345 (19): 1359-1366

12. 蒋朱明，王秀荣，韦军民，等．低氮低热量肠外营养与传统氮热量肠外营养对术后患者血糖、感染相关并发症、住院时间、费用等影响的比较（100例随机、对照、多中心临床研究）．中国临床营养杂志，2003年，11 (3)

13. 毛一雷，卢欣，桑新亭，等．外科术后患者允许性摄入不足的前瞻、随机、对照临床研究．中华普通外科杂志，2005，20 (10)：612-615

14. 王姮，蒋朱明，袁申元，等．含缓释淀粉的整蛋白型肠内营养剂对脏器功能、血胰岛素/血糖曲线下面积及血糖的影响。中国临床营养杂志，2002，10 (2)：75-78

第十四节　恶性肿瘤

一、背　景

约31%～87%的恶性肿瘤患者存在营养不良（Malnutrition营养不良包括营养不足和营养过剩，本节中指营养不足），约15%的患者在确诊时发现近6月内体重下降超过10%，尤以消化系统或头颈部肿瘤最常见[1～2]。营养不良（营养不足）常导致术后死亡率和并发症发生率、放化疗不良反应发生率和抑郁症发生率升高；住院时间延长且短期内再入院增多，严重地影响着患者的生活质量，甚至缩短其生存期[2]。2003年文献报告，存在营养风险（nutritional risk）或营养不良（营养不足）的恶性肿瘤患者接受营养支持后改善结局的可能性大于不改善结局的可能[3]。对于非终末期恶性肿瘤患者，营养支持的目的是通过纠正或改善患者的营养状况和免疫功能，减少各种并发症的发生，改善生活质量，延长生存期即改善患者的结局（outcome）[1～2]。虽然仍有争议，但据归纳设计严谨的临床研究报告，观察到有营养支持适应证的患者接受合理的营养支持后，改善患者的结局的比例大于没有适应证的患者，这说明合理应用营养支持的有效性[3]。

对于终末期恶性肿瘤患者，部分患者对自身治疗方案并无决定能力。人工营养及水化（Artificial Nutrition Hydration，ANH）作为一种医疗干预措施，虽有可能提高生活质量，但是否能延长生存期尚无定论，而且还可能以延长痛苦为代价，因此医生需要在考虑临床指征和社会伦理学的基础上，认真评估营养支持的风险效益比，明确ANH的目的，并掌握ANH适应证，尽可能尊重患者的生活和自主权力，公平合理应用有限的资源，让有限的医疗资源获得较大的效益[4]。

二、证　据

（一）恶性肿瘤非终末期患者（预计生存期超过3月）

至今尚无临床研究证实营养支持对肿瘤生长有影响[5]。对预期寿命超过3个月的患者，如存在营养风险或营养不良（营养不足），结合临床，即应给予营养支持。主要针对预计口服摄入量小于预计能量消耗的60%，且持续时间超过10天者；或预计不能进食时间超过7天者；或已发生体重下降者。主要目的是补充实际摄入与预计摄入的差额，以维持或改善营养状态。虽然肿瘤患者存在糖耐量异常和脂质氧化增加，故脂类可能是肿瘤患者更好的营养底物，但至今仅有几项国外研究采用肠外营养比较了含或不含脂类的营养配方，且并未显示结果存在差异[6]。因此肿瘤患者可采用标准的营养配方，不需肿瘤专用配方。

目前已有超过12项的随机对照试验显示，甲地孕酮能增加晚期肿瘤病人的食欲、进食量、体重，并改善营养指标和主观情绪[7,8]，因此对于恶病质患者，推荐给予孕激素以刺激食欲，以提高其生活质量

1. 围手术期患者 较大的颈部（喉切除术，咽切除术）或胸腹部手术（食管切除术、胃切除术、胰十二指肠切除术）的肿瘤患者，其围手术期营养支持指征须遵循围手术期营养支持总原则。

国内两项较大样本的随机对照试验分别对比了食管癌（537例）及老年贲门癌（220例）术后早期肠外肠内营养支持的效果。结果显示[9,10]，术后早期肠内营养支持较肠外营养能更加有效地促进肠功能恢复，明显减少术后并发症，改善患者营养状况和免疫功能，缩短住院时间，且费用低廉。

国内有2项随机对照临床研究探讨了低氮低热量肠外营养和ω-3脂肪酸对胃肠道肿瘤患者术后临床结局的影响。结果发现，与传统剂量的PN相比，接受低氮低热量PN（非蛋白热量18（16～20）kcal/d、氮0.10（0.09～0.11）g/kg·d）患者术后总感染性并发症、静脉炎和全身炎症反应综合征（SIRS）发生率降低，总治疗费用降低，术后平均住院日也缩短[11]。添加ω-3脂肪酸不能直接提高术后患者的营养状态，但可维持甚至改善患者的免疫状态，减低SIRS发生率，并缩短术后住院时间[12]。

另有数项小样本随机对照研究探讨了谷氨酰胺对胃肠道肿瘤术后免疫功能的影响，但未分析对围手术期并发症等临床结局的影响[13]

2. 放化疗期间 约90%的恶性肿瘤在整个治疗期间需要进行放疗和（或）化疗，可能发生影响患者营养摄入和吸收的各种不良反应而影响患者营养状态。目前已有数项Ⅱ期或Ⅲ期随机对照临床研究及回顾性研究显示，口服营养补充（oral nutritional support，ONS）或管饲可以增加头颈部癌或食管癌放疗患者的能量和蛋白质摄入，多数结果支持积极的肠内营养有助于保持体重、提高生活质量、减少入院次数，并保证放疗顺利完成[14]。

营养支持与肿瘤化疗的关系涉及两个方面，一是营养支持能否减轻化疗的不良反应，二是营养支持能否增强化疗的近期疗效或延长生存。

至今虽有数项小样本临床研究探讨化疗期间进行营养支持的利弊，包括我国学者报道静脉营养支持可改善晚期直肠癌化疗疗效，但因为其样本量较小，患者人群复杂，接受的化疗方案、治疗时程、营养支持的配方和时机均不一致，且有部分研究进行系统评价后未显示，给予常规性营养支持可以提高疗

效，减轻不良反应[15,16]。因此，不推荐在化疗期间常规给予营养支持。但对于已存在营养不良（营养不足）或营养风险的患者应给予适当的营养支持。

造血干细胞移植是肿瘤治疗中最强烈的治疗手段之一，关于肠内营养在造血干细胞移植中的研究至今仅有几项国外小样本试验，也未显示肠内营养对不良反应、移植物抗宿主病的发生率和严重程度及总生存期有任何影响[17]。因此，目前没有足够的循证医学依据推荐在干细胞移植期间，常规给予肠内营养。TPN 在异体移植中可能改善长期生存[18]，但在自体移植中尚无足够样本量的随机试验。两项随机双盲对照试验显示，给予谷氨酰胺可以减少住院日，但是由于病情复杂、意向治疗人群难以分析以及缺少出院的客观标准，最终结论难以达成[19]。

（二）恶性肿瘤终末期患者（非治愈性，预计生存期不足 3 月）

在亚洲国家，家属往往向患者隐瞒病情，很多患者不清楚自己的诊断，也无法决定治疗方案，大多数家属不能忍受自己的亲人处于饥渴状态，因此，即使在几乎没有延长生存期希望的患者中，也常常会使用 ANH，甚至临床营养支持。

日本、韩国的回顾性研究显示：终末期肿瘤患者在死亡前一个月，仍有较高比例的患者接受管饲、全肠外营养（TPN）和静脉输注白蛋白（高达 7%～10%）。但此时进行营养支持对患者已不能获益。死亡前使用 ANH 对生存期也无显著影响[20,21]。

ANH 的风险效益比在许多情况下差异不明显，目前关于 ANH 的决策也缺乏高标准的循证医学依据。许多医生在征得患者同意后，考虑提供肠内营养可能减少体重丢失。但很多患者没有治疗倾向性，也没有签署书面意见，难以确认患者自身对于 ANH 的意愿，因此对终末期肿瘤患者进行营养支持的适应证也很难充分判断[22]。

在接近生命终点时，大部分病人仅需要极少量的食物以及水来减少饥渴感，很少量的水也有助于防止由于脱水引起的精神混乱，此时保持营养状态已不再重要，过度强化营养支持反而可能加重患者代谢负担，影响生活质量，此时的治疗应该以保证生活质量及缓解症状为目的，生活质量是营养支持效果评估中最重要的内容，提供营养以及水化时要评估其给患者可能带来的负面影响[23]。

从伦理学角度来讲，对于所有放弃 ANH 的患者，仍要给予姑息支持以改善躯体以及精神症状。若患者临近死亡，不应延长其濒死过程。如出现抉择困难，可向医院伦理委员会寻求帮助[24]。

三、推荐意见

（一）恶性肿瘤非终末期患者（预计生存期超过 3 月）

1. 至今尚无证据表明肠外肠内营养对恶性肿瘤生长有何影响，因此，肿瘤不应影响患者接受肠外肠内营养的抉择。(D)

2. 恶性肿瘤患者营养支持的适应证：（1）已存在营养风险或已存在营养不良（营养不足），或预计患者不能进食时间长于 7 天；（2）预计口服摄入不足（小于预计能量消耗的 60%）长于 10 天；（3）对于营养摄入不足导致的近期内体重下降超过 5%的患者，应结合临床考虑有无营养支持指征。(D)

3. 药物治疗：恶性肿瘤有恶病质的患者，给予孕激素可能改善食欲并提高其生活质量（A)。

4. 恶性肿瘤患者的营养制剂可采用标准配方。(D)

5. 围手术期恶性肿瘤患者的营养支持的适应证可参照围手术期患者的营养支持。(A)

6. 患者放疗期间不推荐常规使用肠内营养。(D)

但对头颈部癌或食管癌患者，在放疗或放化疗期间，应给患者详细的饮食咨询和 ONS，以增加摄入。(A)

（二）恶性肿瘤非终末期患者（预计生存期超过 3 个月）

1. 如患者同意，可以提供肠内营养，以尽可能减少体重丢失。(C)

2. 在接近生命终点时，大部分病人仅需极少量食物及水来减少饥渴感。(B)

3. 很少量水也有助于防止由于脱水引起的精神混乱。(B)

参考文献

1. Wigmore SJ，Plester CE，Richardson RA，et al. Changes in nutritional status associated with unresectable pancreatic cancer. Br J Cancer，1997，75：106-109

2. Couch M，Lai V，Cannon T，et al. Cancer cachexia syndrome in head and neck cancer patients：part I. Diagnosis，impact on quality of life and survival，and treatment. Head Neck，2007，29 (4)：401-411

3. Kondrup J，Rasmussen H H，Hamberg O，et al. Nutritional Risk Screening (NRS 2002)：a new method based on an analysis of controlled clinical trials. Clin Nutr，2003，22 (4)：321-336

4. Korner U，Bondolfi A，Buhler E，et al. Ethical and legal aspects of enteral nutrition. Clin Nutr，2006，25 (2)：196-202

5. Persson CR，Johansson BB，Sjoden PO，et al. A randomized study of nutritional

support in patients with colorectal and gastric cancer. Nutr Cancer，2002，42（1）：48-58

6. Nitenberg G，Raynard B. Nutritional support of the cancer patient：issues and dilemmas. Crit Rev Oncol Hematol，2000，34（3）：137-168

7. Maltoni M，Nanni O，Scarpi E，et al. High-dose progestins for the treatment of cancer anorexia-cachexia syndrome：a systematic review of randomised clinical trials. Ann Oncol，2001，12（3）：289-300

8. 冯英明，闵婕，李刚等．甲孕酮改善中晚期恶性肿瘤营养状况的临床观察．现代肿瘤医学，2004，12（6）：544-547

9. 徐洪波，黄和平．食管癌术后早期肠内营养的临床应用．肿瘤，2007，10：832-834

10. 毛系才．老年食管贲门癌术后营养支持治疗的探讨．中国肿瘤临床与康复，2007，14（4）：377-379

11. 詹文华，蒋朱明，唐云等．低氮低热量肠外营养对胃手术后患者结局的影响：120 例随机对照多中心临床研究．中华医学杂志，2007，87（25）：1729-1733

12. ZM Jiang（蒋朱明），XR Wang（王秀荣），JM Wei（韦军民），et al. The impact of i. v. fish oil emulsion on clinical outcome & immune functions of post-operative cancer patients：a randomized，double blind，controlled，multi-center clinical trial for 203 cases. Clinical Nutrition supplement（Abstract for ESPEN），2005

13. 王曙逢，车向明，樊林．术后免疫营养支持对胃肠道肿瘤患者的影响．中国普通外科杂志，2007，16（9）：912-914

14. Colasanto JM，Prasad P，Nash MA，et al. Nutritional support of patients undergoing radiation therapy for head and neck cancer. Oncology，2005，19（3）：371-379

15. 刘建东，才又红．静脉营养支持对晚期直肠癌化疗效果的影响．中华普通外科杂志，2000，15（7）：405-407

16. Klein S，Koretz RL. Nutrition support in patients with cancer：what do the data really show？. Nutr Clin Pract. 1994，9（3）：91-100

17. Muscaritoli M，Grieco G，Capria S，et al. Nutritional and metabolic support in patients undergoing bone marrow transplantation. Am J Clin Nutr，2002，75（2）：183-190

18. Weisdorf SA，Lysne J，Wind D，et al. Positive effect of prophylactic total parenteral nutrition on long-term outcome of bone marrow transplantation. Transplantation. 1987，43（6）：833-838

19. Schloerb PR，Amare M. Total parenteral nutrition with glutamine in bone marrow transplantation and other clinical applications（a randomized，double-blind study）. JPEN J，1993，17（5）：407-413

20. Tokuda Y，Nakazato N，Tamaki K. Evaluation of end of life care in cancer patients at a teaching hospital in Japan. J Med Ethics，2004，30（3）：264-267

21. Ohdo Y，Kim JH，Lee SH，et al. Artificial nutrition and hydration in terminal cancer patients：the real and the ideal. Support Care Cancer，2007，15（6）：631-636

22. Morita T，Shima Y，Adachi I. Attitudes of Japanese physicians toward terminal dehydration：a nationwide survey. J Clin Oncol，2002，20（24）：4699-4704

23. Arends J，Bodoky G，Bozzetti F，et al. ESPEN Guidelines on Enteral Nutrition：Non-surgical oncology. Clin Nutr，2006，25（2）：245-259

24. McCann RM，Hall WJ，Groth-Juncker A. Comfort care for terminally ill patients. The appropriate use of nutrition and hydration. JAMA，1994，272（16）：1263-1266

第十五节 肾功能不全

一、背　景

肾功能不全患者存在很大的异质性。其营养需求差别很大。即使有证据表明多数情况下肠内途径较肠外营养使患者获益更多，营养支持的最佳途径仍是有争议的，特别是在急性肾损伤（acute kidney injury，AKI）中。此外，虽然已经出现一些肾病专用型肠内营养制剂，但只有很少的高质量研究对患者接受这些制剂后的临床结局进行了验证。因此，指南的推荐意见多数基于较低级别的证据和专家意见[1~15]。

大多数慢性肾功能不全（CRF）患者的营养支持研究中，没有查到直接显示有关临床结局方面的数据。肠内营养研究中，也很少有对不同的制剂进行比较的。

二、证　据

（一）急性肾损伤

在肾功能不全患者中，有急性肾损伤和合并其他危重疾病者需要接受营养支持的最主要群体。急性肾损伤患者，特别是住 ICU 者，很少发生单个的器官衰竭，急性肾损伤通常是有更多复杂代谢变化的多器官衰竭的一部分。针对 AKI 患者的营养计划必须既考虑与急性肾损伤、原发疾病进程及其相关并发症有关的特殊代谢紊乱，还要考虑由于肾脏替代疗法（Renal Replacement Treatment，简称 RRTs）引起的营养素平衡紊乱。

一项在 309 例患者中进行的前瞻性群组研究显示，42%的 AKI 患者存在重度营养不良。在这个研究中，住院时间和死亡率在营养不良的患者中有所增加。营养不良已成为独立于并发症及合并疾病的一个院内死亡率的相关因素。

AKI不仅影响水、电解质和酸碱的代谢，还促使整个内环境发生改变，包括蛋白质和氨基酸、碳水化合物和类脂化合物代谢的特殊改变。

蛋白质分解代谢是AKI的代谢特点。各种氨基酸的代谢是反常的，几种非必需氨基酸（如酪氨酸）变成条件性必需的。

糖代谢方面，患者常出现胰岛素抵抗，并可能与有AKI的危重患者死亡率有关。

高甘油三酸酯症是脂代谢异常的主要表现；（肠内或肠外）外源性脂肪在脂质运输后的清除因而减少。

其他代谢异常还包括：抗氧化剂的损耗、促炎性因子激活及免疫功能降低。水溶性维生素的血浆浓度降低。维生素 D_3 的活化减弱，导致继发性甲状旁腺功能亢进。维生素E和A以及硒水平低，并且有抗氧化系统的极度衰退。

持续性肾脏替代治疗（continous reanl replacement treatment，CRRT）已成为有危重疾病的AKI患者选择的治疗形式。由于它们的持续状态和高过滤速度，这些治疗可能会对电解质和营养素平衡造成不良影响，如：水溶性小分子量物质（Carnitine等）的显著丢失，也包括宏量营养物质（如氨基酸）丢失。每升过滤液会丢失大概0.2g氨基酸，每天总的氨基酸丢失为10～15g，这样蛋白质丢失量可达10g/d（取决于治疗的形式和使用的膜材料）。像维生素这样的水溶性物质也会大量丢失。

大量使用乳酸盐作为置换液，或是使用柠檬酸盐作为抗凝剂，可导致高乳酸血症或代谢性碱中毒。CRRT也常常促使电解质的紊乱，例如低磷血症，低镁血症和（或）低钠血症。

较早期的临床研究中，给以必需氨基酸和葡萄糖的肠外营养支持似乎改善了AKI患者的生存率。然而，其后的随机对照研究却发现，对于死亡率、氮平衡和肾功能，肠外补充必需氨基酸并不优于普通氨基酸。

同时，有随机对照临床研究表明，EN较PN更有利于改善患者的生存率。两个RCT发现，管饲肠内营养与ICU患者结局的改善有关。但尚无研究证实口服营养补充剂（oral nutritional supplement，ONS）对于改善单纯AKI患者肾功能及结局的疗效。

（二）慢性肾功能不全（chronic renal failure，CRF）

对于慢性肾脏病肾功能中重度受损（GFR＜25ml/min）患者，需要限制膳食中的蛋白质摄入，未接受透析的患者，其膳食蛋白质摄入量应控制在0.55～0.6g/kg·d。

在进行血液透析时，氨基酸丢失量可达到10～12g/次，而腹膜透析导致的丢失量更大。因此，血透患者的蛋白质摄入量应达到1.2g/kg·d，而接受持续性腹膜透析（CAPD）的患者，其蛋白质摄入量应达到1.2～1.3g/kg·d。

对CRF患者的营养支持和纠正电解质失衡的目标是：

- 预防和治疗营养不良，改善患者的结局
- 纠正尿毒症的代谢紊乱
- 电解质失调的预防（例如高钾血症）
- 通过限制蛋白质或磷酸盐减弱缓疾病（CRF）进程
- 保护肠黏膜的完整性和功能

三、推荐意见

1. 肾功能不全患者常存在营养风险。

推荐用NRS 2002方法进行营养风险筛查。对有营养风险的患者，结合临床，制定营养支持计划。（A）

2. 存在营养风险结合临床判断是否需要进行营养支持。如需要，应先考虑肠内营养支持。（A）

3. 不推荐常规给以AKI患者以肠外营养支持。（D）

4. 透析治疗可能导致微量营养素（包括Carnitine）的丢失增加，需要加以补充，但需避免过量补充导致不良反应。（D）

5. 对住加强病房的AKI的成年患者，给以1500～2000kcal/d的整蛋白型肠内营养，通常已可满足其对电解质的需求。但仍需对患者进行个别评估，以使治疗个体化。在肠内营养（EN）开始后应密切检测血电解质变化。（D）

6. AKI患者的蛋白质（包括必需和非必需氨基酸）需求如下述。（D）

——保守治疗：0.6～0.8g/kg·d

——血液透析：1.0～1.5g/kg·d

——合并高代谢的患者：1.5～2.5g/kg/d[14]

7. 对AKI患者，若膳食营养和口服营养补充（ONS）不能满足要求，应考虑管饲。对于通过肠内营养无法满足需求的病例，需要进行肠外营养支持。（C）

8. 整蛋白型肠内营养可满足大多数AKI患者的需求。（C）

9. 肾脏病专用型肠内营养制剂有助于防止AKI患者出现电解质紊乱。（D）

10. 对于稳定的慢性肾功能不全，其体重在正常范围者，经肠道热量摄入达到35kcal/kg·d有助于改善氮平衡，超重或低体重的患者可能需要能量供给的调整。（A）

11. 慢性肾功能衰竭（CRF）非替代治疗患者，其摄入氨基酸/蛋白质的

目标是：0.55～0.60g/kg·d，其中2/3为优质蛋白。(B)

12. 慢性肾功能衰竭患者的电解质摄入需要量为：磷0.6～1.0g/d，钾1.5～2.0g/d，钠1.8～2.5g/d。对有营养风险的CRF患者，使用标准整蛋白EN制剂一般不超过一周，需要长期EN时，使用肾脏病专用配方为宜。(D)

13. 必需氨基酸、a-酮戊二酸与极低蛋白入量（0.3g/kg·d）的联合应用，有助于延缓CRF患者的肾功能恶化的进展。(B)

参考文献

1. Druml W，Mitch WE. Enteral nutrition in renal disease. In：Rombeau JL，Rolandelli RH，editors. Enteral and tube feeding. Philadelphia：WB Saunders，1997. 439-461

2. Simmons EM，et al. Insulin resistance in critically ill patients with acute renal failure. Am J Renal Physiol，2005，289：F259-264

3. ESPEN/ASPEN Guidelines from Web-site.

4. Druml W. Metabolic aspects of continuous renal replacement therapies. Kidney Int Suppl，1999，72：S56-61

5. Bellomo R，Martin H，Parkin G，Love J，Kearley Y，Boyce N. Continuous arteriovenous haemodiafiltration in the critically ill：influence on major nutrient balances. Intensive Care Med，1991，17：399-402

6. Barnert J，Dumitrascu D，Neeser G，Doesel S，Wienbeck M. Gastric emptying of a liquid meal in intensive care unit patients. Gastroenterology A，1998，114：865（Abstract）

7. Fiaccadori E，Maggiore U，Clima B，Melfa L，Rotelli C，Borghetti A. Incidence，risk factors，and prognosis of gastrointestinal hemorrhage complicating acute renal failure. Kidney Int，2001，59：1510-1519

8. Fiaccadori E，Lombardi M，Leonardi S，Rotelli CF，Tortorella G，Borghetti A. Prevalence and clinical outcome associated with preexisting malnutrition in acute renal failure：a prospective cohort study. J Am Soc Nephrol，1999，10：581-593

9. Badalamenti S，Gines P，Arroyo V，et al. Effects of intravenous amino acid infusion and dietary proteins on kidney function in cirrhosis. Hepatology，1990，11：379-386

10. Mouser JF，Hak EB，Kuhl DA，Dickerson RN，Gaber LW，Hak LJ. Recovery from ischemic acute renal failure is improved with enteral compared with parenteral nutrition. Crit Care Med，1997，25：1748-1754

11. Roberts PR，Black KW，Zaloga GP. Enteral feeding improves outcome and protects against glycerol-induced acute renal failure in the rat. Am J Respir Crit Care Med，1997，156：1265-1269

12. Bellomo R，Tan HK，Bhonagiri S，et al. High protein intake during continuous

hemodiafiltration: impact on amino acids and nitrogen balance. Int J Artif Organs，2002，25：261-268

13. Scheinkestel CD，Adams F，Mahony L，et al. Impact of increasing parenteral protein loads on amino acid levels and balance in critically ill anuric patients on continuous renal replacement therapy. Nutrition，2003，19：733-740

14. Wooley JA，Btaiche IF，Good KL. Metabolic and nutritional aspects of acute renal failure in critical ill patients requiring CRRT. Nutrition in Clinical Practice，2005，20：176-191

15. K/DOQI. Adult guideline. Am J Kidney Dis，2000，35：S17-104

第十六节 艾 滋 病

一、背 景

艾滋病（获得性免疫缺陷综合征，acquired immune deficiency syndrome，AIDS）是由于感染人类免疫缺陷病毒（Human immunodeficiency virus，HIV）引发的以免疫缺陷为表现的严重传染性疾病。自 1981 年首次在美国发现以来，截至 2007 年底，全球感染 HIV 人数为 3320 万，2007 年因艾滋病死亡 210 万。

1985 年，北京协和医院王爱霞等首次报告在中国发现的一例来自南美的旅游者患艾滋病。进入 20 世纪 90 年代以后，艾滋病疫情迅速发展，目前在我国已经进入快速增长期。2005 年，卫生部与世界卫生组织、联合国艾滋病规划署联合工作组估算，截止 2006 年 10 月 31 日，全国历年累计报告艾滋病 183 733 例，其中艾滋病病人 40 667 例，死亡 12 464 例。

HIV 感染本身对代谢和营养状况可造成损害，尤其是进展到艾滋病期后，由于各种原因造成分解代谢，进而出现严重蛋白-能量营养不良，导致全身性的消耗状态。因此，消耗本身是艾滋病临床诊断标准的组成部分。合并营养不良的 HIV 感染者更易出现机会性感染和其他并发症。同时，营养不良可加快 HIV 感染的病程，促使艾滋病更早发生，并影响抗病毒治疗效果。2006 年 5 月，世界卫生组织（WHO）将营养支持纳入到 HIV 综合治疗措施之中。

二、证 据

体重下降是 HIV 感染常见的营养问题。调查表明，1/3 的无症状感染者存在体重下降，当疾病进展至晚期（艾滋病期）时，几乎所有患者都将出现严重的体重下降并表现为消瘦及恶病质。体重下降也可以是机会性感染或艾滋病相关恶性肿瘤的表现之一。

艾滋病消耗综合征是构成艾滋病诊断的内容之一，表现为体重明显下降（>10%基线体重），合并慢性腹泻（每天稀便两次以上，持续30天或以上）、或不能用除HIV感染之外的其他并发症（如：癌症、结核、隐孢子虫病或其他特异性肠炎）解释的慢性虚弱和发热（达到或超过30天，间歇或持续）。

HIV感染后的体重下降的原因较为复杂，受多种因素影响，主要原因包括营养素摄入不足、营养素吸收障碍以及代谢障碍三个方面：

（1）营养素摄入不足：

- 由于吞咽困难或吞咽疼痛，是否由肿瘤、胃炎、食管炎、念珠菌病导致
- 恶心/呕吐：由药物副作用、味觉改变
- 其他：由于接受“替代治疗”而自愿节食、精神问题、劳累、孤独。

（2）营养素吸收不足

- 腹泻
- CD4细胞降低所致的胃肠道机会性感染
- 病毒或寄生虫
- 抗病毒药物的副作用
- 无症状的肠通透性增加或其他肠功能缺陷
- 由HIV感染本身引发的肠黏膜上皮损伤
- 合并如肝脏病或胰腺炎等其他疾病时，脂肪和碳水化合物吸收不良

（3）代谢紊乱

- 感染导致能量和蛋白需要量增加，同时也造成营养素丢失和利用障碍
- HIV-相关代谢变化的原因是摄食严重减少和免疫系统针对感染而发生继发性改变
- 消耗所致恶病质，由急性期针对感染的代谢变化所致
- 机会性感染或肿瘤
- 睾酮水平降低
- 甲状腺功能降低

研究表明，体重下降是对艾滋病患者结局具有预测性的指标。20世纪90年代中期有多个流行病学研究发表，探讨了体重下降与艾滋病患者的存活之间的关系。

其中一个大样本队列研究发现[3]，近期体重下降超过5%的患者，其死亡风险显著增加。因此，维持正常体重和逆转体重下降，对于艾滋病患者的治疗是有意义的。

HIV 感染后的能量代谢变化

从代谢动态的角度看，体重丢失是摄入和输出失衡以至于输出大于摄入的后果。最初，艾滋病代谢研究者认为，感染 HIV 后，人体应当处于高代谢状态。但 1990 年发表的两个研究得出的结论并不一致。Hommes 等的报告中，HIV 感染者的瘦体组织（fat-free mass，FFM）的静息能量消耗（resting energy expenditure，REE）显著高于健康对照者[6]。但 Kolter 等的另一个研究却认为，HIV 感染者的瘦体组织的静息能量消耗较之于健康对照者，却是明显降低的[7]。

之后就此问题所进行的研究，其结果呈现同样的异质性。所测得的 REE 在不同的研究中分别表现为升高、降低抑或是正常。之所以各家报道的 REE 测量的结果存在差异，是由于各研究采用的测量方法以及所选取研究对象之间存在很多不同之处。

1996 年之后，由于高效抗逆转录病毒治疗的出现，脂代谢紊乱综合征成为另一个重要的 HIV 相关代谢问题。研究者认为，患者是否接受高效抗逆转录病毒治疗（highly active antiretroviral therapy，HAART）是影响 REE 的又一重要因素。

2005 年，Batterham 就此问题进行了系统评价研究[13]。该评价得到 58 个符合纳入标准的研究。通过 Meta 分析发现，平均 REE 在 HIV 阳性者较之健康对照者有明显升高，其升高幅度约为 9%。该研究证实，HIV 感染后存在静息能量消耗增加，同时，有症状感染者其 REE 增加程度较之无症状感染者更明显。

高效抗逆转录病毒治疗与代谢

HAART 在 20 世纪中期的问世，是艾滋病流行四分之一世纪以来在治疗方面最重要的进展。2006 年，Schackman 研究表明，美国 HIV 感染者的平均预期寿命已经达到 24 年[23]。但同时，HAART 具有多种不良反应，代谢异常是其中重要的一种。突出的表现为脂代谢紊乱，称为脂肪紊乱综合征（lipopatrophy）。

脂肪紊乱综合征

脂肪紊乱综合征在形态学方面的特征性表现是脂肪重分布，即皮下脂肪的丢失和躯体脂肪的蓄积（腹部、腹内、胸部等）。在生物化学机制方面的表现更为多样，如胰岛素抵抗、高胆固醇血症（总胆固醇、低密度脂蛋白水平升高，高密度脂蛋白水平降低）、高甘油三酯血症等。

调查表明，接受 HAART 的患者中，50%存在血脂异常，35%存在脂肪异常分布。脂肪紊乱综合征对于患者长期结局的影响表现为增加心血管疾病和胰腺炎的风险。另一方面，也有患者因用药后出现身体形态的异常改变而暴露其 HIV 带原身份，导致停药。

脂肪紊乱综合征的病因，目前尚不完全清楚，可能因素包括：核苷类抗病毒药物（NRTI's）中胸腺嘧啶类似物司坦夫定（D4T）、齐多夫定对线粒体的毒性等等。2000 年以后，有多个大样本队列研究发表，提示 HAART 可能与远期心血管事件相关[18,19]。

对于接受 HAART 治疗的患者，膳食指导通常是高脂血症治疗的首选措施，有研究表明[19]，膳食调节即可使胆固醇和甘油三酯下降 11%和 21%。

若采用含蛋白酶抑制剂（PIs）或斯坦夫定（D4T）、依法韦仑（EFV）的 HAART 方案，病人应进行基线脂代谢检测（空腹血），随后每 6 个月复查一次脂代谢（胆固醇、甘油三酯）。

三、营养支持的指征及途径

可使用营养风险筛查（NRS-2002）工具。当患者出现显著体重下降（3 个月内体重下降＞5%）或 NRS＞3 分或等于 3 分时，结合临床，应考虑制订营养支持计划。

营养支持的方式，只要患者可经口进食，应首先考虑通过营养咨询改善患者经口摄入食物的质和量，若无法达到摄入目标，方考虑管饲和肠外营养。营养支持的流程可顺序表示为：营养咨询→营养风险筛查→口服补充→肠内营养管饲→肠外营养。

原则上，每一步骤在实施 4～8 周后若效果不佳方考虑实施下一步骤。

新近发表的 Cochrane 系统评价也提示，口服补充（oral nutritional supplement，ONS）能有效促进 HIV 感染者的营养状况，并在短期内增加体重。

上述研究中，营养咨询被视为是 HIV 感染者或患者的营养支持的基础部分。

当患者合并口咽部念珠菌感染、口腔溃疡、食管炎、食管溃疡时，经口进食受到严重影响时，可考虑通过管饲行肠内营养支持。有临床研究表明，管饲营养能促进经口营养失败患者的体重增加，但此类患者多卧床，活动量小，因此其体重增加以脂肪为主，由于缺乏运动，其瘦体组织的恢复很少。

HIV 感染合并腹泻并非 EN 的禁忌证。随机对照研究表明，对于有腹泻/吸收不良的 HIV 感染者，整蛋白型 EN 改善营养状况的疗效与 PN 是一样的，但 PN 的治疗费用较高。虽然给以 PN 可能达到更高的热量摄入，然而患者额外增加的体重基本都是脂肪。同时，EN 也有助于改善大便的性状和减少腹泻次数。此外，接受 EN 患者的生存质量较高，其运动量也较大，因而瘦体组织更能得到增强。

摄入量

目前为止，没有证据表明大量（超过推荐需要量）补充维生素和微量元素对改善 HIV 感染者的临床结局有益。

一项在乌干达 15 月龄幼儿中进行的随机、双盲、安慰剂对照临床研究发现，给以 Vit A 口服（以视黄醇计 60mg/次，每 3 个月一次）至 36 月龄时。结果发现，Vit A 补充组患儿死亡率明显低于安慰剂对照组（20.6% Vs 32.9%，相对危险度 0.54，95%可信区间，0.30 to 0.98，$P=0.044$）[9]。

一项在坦桑尼亚进行的研究中，给 HIV 感染妇女每日按推荐需要量给以复合维生素（B、C、E）后，其 5 年中发生营养不良、消耗综合征的比例明显降低[10]。

国内已有研究发现，受经济水平和健康服务条件影响，HIV 感染者的营养摄入量多不能达到推荐量。四川和云南两省调查 24 例 HIV 感染者的膳食营养素摄入量，发现其热量和蛋白质的平均摄入量仅占中国营养学会中国居民膳食营养推荐摄入量（RNI）的 70%左右，微量营养素的摄入量则更低。其能达到 RNI 的人数在各项营养素指标最高仅 20%，最低仅 5%。改善各级医疗服务机构，尤其是农村基层卫生机构中的营养支持服务应当成为艾滋病医疗中的重要环节。

肠内营养剂型选择

整蛋白型肠内营养制剂适合于大多数无症状感染者。有随机对照研究表明，在合并消耗综合征或重度营养不良的患者，含中链脂肪酸（MCT）的剂型较之脂肪构成全为长链者更有益于临床结局的改善[16]。

有随机对照研究比较了添加 ω-3 脂肪酸、精氨酸、谷氨酰胺及抗氧化维生素的 EN 与标准整蛋白型制剂对无症状感染者的疗效。结果发现，两者并无差异[17]。

促蛋白合成药物的应用

安慰剂对照随机临床研究发现，对于合并睾丸酮水平低下的 HIV 消耗综合征患者，给以外源性睾丸酮替代，可促进瘦体组织合成并改善生活质量。

重组人生长激素（rhGH）是另一类在临床较广泛使用的促蛋白合成激素，可明显促进消耗患者肌肉组织和无脂体质的增加。随机对照临床研究中，对于体重下降＞10%的 HAART 患者，接受 7 天 rhGH（剂量：0.1mg/kg（体重）·d；平均剂量，6mg/d）治疗后，其体重、无脂体质均较安慰剂组有明显增加，同时脂肪含量有明显下降。2004 年的一个研究发现，rhGH 治疗能显著改善消耗患者的生活质量。由于 rhGH 价格昂贵，因此不应将其作为首选治疗，而应作为其他治疗效果不佳时的选择。

四、推荐意见

1. 在疾病早期提供营养均衡的膳食指导，鼓励患者形成良好的饮食方式。(A)

2. 推荐应用“营养风险筛查（nutrition risk screening，NRS)”工具进行风险筛查。(A)

3. 当患者出现显著体重下降（3 个月内体重下降>5%)、BMI<18.5 或营养风险>=3 分时，结合临床，应制订营养支持计划，恰当贯彻。(C)

4. 营养支持的方式，应首先改善患者经口摄入食物的质和量。若无法达到摄入目标，方考虑管饲和肠外营养。营养支持的流程可顺序表示为：口服补充→肠内营养管饲→肠外营养。原则上，每一步骤在实施 4～8 周后若效果不佳方考虑实施下一步骤。(C)

5. HIV 感染后存在静息能量消耗（REE）增加。有症状感染者其 REE 增加程度较之无症状感染者更明显。(B)

6. 稳定期感染者蛋白质摄入量应达到 1.2 g/kg/d，而在疾病急性期应达到 1.5 g/kg・d。(B)

7. 口服补充（ONS）能有效促进 HIV 感染者的营养状况，并在短期内增加体重。(A)

8. 微营养素摄入目标应以达到，而不是超过正常居民推荐摄入量为宜。对于 HIV 阳性幼儿，应常规补充 Vit A。(B)

9. rhGH 治疗能显著改善消耗患者的生活质量。由于 rhGH 价格昂贵，因此不应将其作为首选治疗，而应作为其他治疗效果不佳时的选择。(B)

参考文献

1. Palenicek J P，Graham N M H，He Y D，Hoover D A，Oishi J S，Kingsley L，Saah A J. Weight loss prior to clinical AIDS as a predictor of survival. J AIDS，1995，10：366-373

2. Gazzard BG. Weight loss and diarrhoea. In：AIDS Care Handbook. 2nd Edition. Edited by Gazzard BG. Mediscript Ltd，London，UK，2002

3. Melchior J C，Niyongabo T，Henzel D，Durack I，Henri S C，Boulier A. Malnutrition and wasting，immunodepression，and chronic inflammation as independent predictors of survival in HIV-infected patients. Nutrition，1999，15：865-869

4. Wheeler D A，Gibert C L，Launer C A，Muurahainen N，Elion R A，Abrams DI，Bartsch GE. Weight loss as a predictor of survival and disease progression in HIV in-

fection: Terry Beirn Community Programs for Clinical Research on AIDS. J AIDS, 1998, 18: 80-85

5. Kotler DP, Tierney AR, Brenner SK, Couture S, Wang J, Pierson-RNJ. Preservation of short-term energy balance in clinically stable patients with AIDS. Am J Clin Nutr, 1990, 51: 7-13

6. Hommes MJ, Romijn JA, Godfried MH, et al. Increased resting energy expenditure in human immunodeficiency virus-infected men. Metabolism 1990, 39: 1186-1190

7. Jebb S A. Energy metabolism in cancer and human immunodeficiency virus infection. Proceedings of the Nutrition Society, 1997, 56: 763-775

8. Grinspoon S, Corcoran C, Miller K, et al. Determinants of increased energy expenditure in HIV-infected women. Am J Clin Nutr, 1998, 68: 720-725

9. Hommes M J T, Romijn J A, Godfried M H, Schattenkerk J KM, Buurman W A, Endert E, Sauerwein H P. Increased resting energy expenditure in human immunodeficiency virus-infected men. Metabolism, 1990, 39: 1186-1190

10. Melchior J C, Salmon D, Rigaud D, et al. Resting energy expenditure is increased in stable, malnourished HIV-infected patients. Am J Clin Nutr, 1991, 53: 437-441

11. Sharpstone D R, Murray C P, Ross H M, et al. Energy balance in asymptomatic HIV infection. AIDS, 1996, 10: 1377-1384

12. Heijligenberg R, Romijn K R, Westerterp K R, Jonkers C F, Prins J M, Sauerwein HP. Total energy expenditure in human immunodeficiency virus-infected men and healthy controls. Metabolism, 1997, 46: 1324-1326

13. Batterham MJ, Investigating heterogeneity in studies of resting energy expenditure in persons with HIV/AIDS: a meta-analysis. Am J Clin Nutr, 2005, 81: 702-713

14. Schindler K, Pernerstorfer-Schoen H, Schneider B, Rieger A, Elmadfa I. Positive impact of protease inhibitors on body composition and energy expenditure in HIV-infected and AIDS patients. Ann NY Acad Sci, 2000, 904: 603-606

15. JimeÂ nez-ExpoÂ sito M J, GarcõÂ a-Lorda P, Alonso-Villaverde C, et al. Effect of malabsorption on nutritional status and resting energy expenditure in HIV-infected patients. AIDS, 1998, 12: 1965-1972

16. Kotler D P, Tierney A R, Brenner S K, Couture S, Wang J, Pierson R N. Preservation of short-term energy balance in clinically stable patients with AIDS. Am J Clin Nutr, 1990, 51: 7-13

17. Sharpstone D R, Ross H M, Gazzard B G. The metabolic response to opportunistic infections in AIDS. AIDS, 1996, 10: 1529-1533

18. El-Sadr W, Reiss P, de Wit S, et al. Relationship between prolonged exposure to combination ART and myocardial infarction: effect of sex, age, and lipid chan-

ges. Abstract 42，12th CROI 2005，Boston

19. Hoffmann C，Rockstroh JK，Kamps BS. Edit，HIV Medicine 2006. Flying Publisher，Cologne，Germany，2006

20. Driscoll SD，Meininger GE，Lareau MT，et al. Effects of exercise training and metformin on body composition and cardiovascular indices in HIV-infected patients. AIDS，2004，18：465-473

21. Casavantes LC，Gottlieb M. Bio-Alcamid，a high-volume injectable posthesis for facial reconstruction in HIV-related lipoatrophy：a report on 100 patients. Antivir Ther，2004，9：L37

22. Guaraldi G，Orlando G，De Fazio D，et al. Prospective，partially-randomized，24-week study to compare the efficacy and durability of different surgical techniques and interventions for the treatment of HIV-related facial lipoatrophy. Antivir Ther，2004，9：L9

23. Schackman BR，Gebo KA，Walensky RP，et al. The lifetime cost of current human immunodeficiency virus care in the United States. Med Care，2006 Nov，44（11）：990-997

24. Bowers JM. Dols CL. Subjective global assessment in HIV-infected patients. J Assoc Nurses AIDS Care，1996，7（4）：83-89

25. Ockenga J，Grimble R，Jonkers-Schuitema，et al. ESPEN Guidelines on Enteral Nutrition：Wasting in HIV and other chronic infectious diseases. Clinical Nutrition，2006，25：319-329

26. Charlin V，Carrasco F，Sepulveda C，Torres M，Kehr J. Nutritional supplementation according to energy and protein requirements in malnourished HIV-infected patients. Arch Latinoam Nutr，2002，52（3）：267-273

27. Schwenk A，Steuck H，Kremer G. Oral supplements as adjunctive treatment to nutritional counseling in malnourished HIV-infected patients：randomized controlled trial. Clin Nutr，1999，18（6）：371-374

28. Rabeneck L，Palmer A，Knowles JB，et al. A randomized controlled trial evaluating nutrition counseling with or without oral supplementation in malnourished HIV-infected patients. J Am Diet Assoc，1998，98（4）：434-438

29. Baldwin C，Parsons T，Logan S. Dietary advice for illness related undernutrition in adults. Cochrane Database Syst Rev，2001，CD002008

30. Kotler DP，Fogleman L，Tierney AR. Comparison of total parenteral nutrition and an oral，semielemental diet on body composition，physical function，and nutrition-related costs in patients with malabsorption due to acquired immunodeficiency syndrome. J Parent Enter Nutr，1998，22（3）：120-126

31. Semba D，Ndugwa C，Perry RT，et al. Effect of periodic vitamin A supplemen-

tation on mortality and morbidity of human immunodeficiency virus-infected children in Uganda：a controlled clinical trial. Nutrition，2005，21：25-31

32. Villamor E，Saathoff E，Manji K，Msamanga G，et al. Vitamin supplements，socioeconomic status，and morbidity events as predictors of wasting in HIV-infected women from Tanzania. Am J Clin Nutr，2005 Oct，82（4）：857-865

33. 马冠生，刘爱玲，胡小琪．艾滋病病毒感染者和病人的营养调查．中国食物与营养，2003，（10）：48-50

34. Chlebowski RT，Beall G，Grosvenor M，et al. Long-term effects of early nutritional support with new enterotropic peptide-based formula vs. standard enteral formula in HIV infected patients：randomized prospective trial. Nutrition，1993，9（6）：507-512

35. Grinspoon S，Corcoran C，Askari H，et al. Effects of androgen administration in men with the AIDS wasting syndrome. A randomized，double-blind，placebo-controlled trial. Ann Intern Med，1998，129（1）：18-26

36. Moyle G，Daar ES，Gertner JM，et al. Growth hormone improves lean body mass，physical performance，and quality of life in subjects with HIV-associated weight loss or wasting on highly active antiretroviral therapy. J AIDS，2004，35（4）：367-375

37. Schambelan M，Mulligan K，Grunfeld C，Serostim Study Group，et al. Recombinant human growth hormone in patients with HIV-associated wasting—a randomized，placebo-controlled trial. Ann Intern Med，1996，125：873-882

38. Wanke CA，Pleskow D，Degirolami PC，et al. A medium chain triglyceride-based diet in patients with HIV and chronic diarrhea reduces diarrhea and malabsorption：a prospective，controlled trial. Nutrition，1996，12（11-12）：766-771

39. Keithley JK，Swanson B，Zeller JM，et al. Comparison of standard and immune-enhancing oral formulas in asymptomatic HIV-infected persons：a multicenter randomized controlled clinical trial. JPEN J Parenter Enteral Nutr，2002，26（1）：6-14

附录　营养风险筛查实用表格（2008 版）

营养风险筛查评分简表

[第 1 阶段大城市大医院调查；第 2 阶段大中城市中小医院调查]

患者知情同意参加（是□，否□）

编号：□□□□-□□□□-□□□-□□□-□□□□（供参考）

（医院码）（科室码）（序号）（等级）（内外科）

Clinicaltrail. gov 登记 NCT00289380

北京协和医院伦理委员会批准（S054），所在单位伦理委员会批准

单位名称＿＿＿＿＿＿＿＿科室名称＿＿＿＿＿病历号＿＿＿＿＿

所在医院的床位数＿＿＿＿＿＿所在城市的人口数＿＿＿＿＿＿

适用对象：18～90 岁，住院 1 天以上，次日 8 时前未行手术者，神志清者（是□，否□）

不适用对象：18 岁以下，90 岁以上，住院不过夜，次日 8 时前行手术者，神志不清者

入院日期＿＿＿病房＿＿＿病床＿＿＿姓名＿＿＿性别＿＿＿年龄＿＿＿岁

联系电话＿＿＿＿＿

（一）主要诊断（3 个以内）

1 ＿＿＿＿＿＿＿＿ 2 ＿＿＿＿＿＿＿＿ 3 ＿＿＿＿＿＿＿＿

如果患有以下疾病请在□打“√”，并参照标准进行评分（无下列疾病名称向类似的情况靠拢）

评分 1 分，营养需要量轻度增加：髋骨折□　慢性疾病急性发作或有并发症者□　COPD□　血液透析□　肝硬化□　一般恶性肿瘤患者□

评分 2 分，营养需要量中度增加：腹部大手术□　脑卒中□　重度肺炎□　血液恶性肿瘤□

评分 3 分，营养需要量重度增加：颅脑损伤□　骨髓移植□　大于 APACHE10 分的 ICU 患者□

小结：疾病有关评分□0 分　□1 分　□2 分　□3 分

（二）营养状态

1. 人体测量：身高（经过校正的标尺，精度 0.1cm）＿＿＿m（免鞋）

实际体重（经过校正的磅秤，精度 0.1kg）＿＿＿kg（空腹、病房衣服、免鞋）

BMI ＿＿＿ kg/m^2（<18.5，3 分）

小结：＿＿＿分

注：因严重胸腹水、水肿得不到准确 BMI 值时，用白蛋白替代（按 ESPEN 2006）______ g/L（<30g/L，3 分）

2. 近期（1～3 个月）体重是否下降？（是□，否□）；若是体重下降______ kg

体重下降>5%是在 □3 个月内（1 分） □2 个月内（2 分） □1 个月内（3 分）

小结：______分

3. 一周内进食量是否减少？（是□，否□）

如果减少，较从前减少□25%～50%（1 分） □50%～75%（2 分） □75%～100%（3 分）

小结：______分

综合：营养受损评分 □0 分 □1 分 □2 分 □3 分（注：上述 3 个**小结评分中取 1 个最高值）

年龄评分：超过 70 岁为 1 分，否则为 0 分。

（三）营养风险总评分：______分（疾病有关评分＋营养受损评分＋年龄评分）

（四）应用营养支持情况调查（入院 2 周时或 2 周内出院时）

A. 经口普通膳食（是□，否□） 经口匀浆膳食（是□，否□）

B. 仅输注葡萄糖（盐）水（输液处理）（是□，否□）

C. 肠外营养（是□，否□）

脂肪乳剂______瓶/天×______天（是□，否□） 氨基酸______瓶/天×______天（是□，否□）

全合一×______天（是□，否□）预装脂肪乳氨基酸葡萄糖袋（2 腔或 3 腔）×______天（是□，否□）

平均每天总能量（糖＋脂）______ Kcal/day（其中，糖______ Kcal，脂肪______ Kcal）

平均每天总氨基酸（单瓶或全合一或 3L 袋）______ g/day

静脉输注胶体溶液（是□，否□） 白蛋白______ g×______天

血浆或血浆代用品×______天

D. 肠内营养［通用名＋商品名（粉剂或液体）______］______ ml/天×______天（是□，否□）

平均每天总能量（糖＋脂）______ kcal/d，平均每天总蛋白质（氨基酸/短肽）______ g/d

调查者签名____________复核者签名____________

［操作的部分质控］

1. 患者知情同意参加：需要说明营养风险筛查的意义，无额外费用、无创伤。仅测身高、体重和询问少量问题。

2. 入院日期、姓名、性别、年龄（具体到岁）、病房、病床、病历号、联系电话均按照入院记录的内容填全。

3. 入院诊断：按照 24 小时入院病历描述的诊断填表。如果与罗列疾病相同就在相应

栏目打勾。如果不同则向表中所罗列的诊断靠拢，给出评分。疾病营养需要量程度分类是按照随机对照临床研究的结果。对于没有明确列出诊断的疾病参考以下标准，依照调查者的理解进行评分。

1分：慢性疾病患者因出现并发症而住院治疗。病人虚弱但不需卧床。蛋白质需要量略有增加，但可以通过口服和补充来弥补。

2分：患者需要卧床，如腹部大手术后，蛋白质需要量相应增加，但大多数人仍可以通过营养支持得到恢复。

3分：患者在加强病房中靠机械通气支持，蛋白质需要量增加而且不能被营养支持所弥补，但是通过营养支持可能使蛋白质分解减少。

4. 注意在早晨免鞋后测定身高，实际体重尽可能空腹、着病房衣服、免鞋测量。

测量值身高误差（<±0.5cm），体重误差（<±0.2kg），计算出BMI（到小数点后1位）。

5. 近期（1～3个月）体重是否下降：先询问患者近期内是否体重有变化，是否下降，如果下降且超过5%，问清是在3个月内还是2个月内或者1个月内。

6. 一周内进食量是否减少：询问近1周内进食量的变化，是减少了1/4，1/2还是3/4以上。

7. 在营养状态受损评分中，各项评分取最高分作为该项评分。

[评分方法及判断]

1. NRS2002总评分计算方法为3项评分相加，即疾病严重程度评分＋营养状态受损评分＋年龄评分。

其中年龄评分：超过70岁者总分加1分（即年龄调整后总分值）

2. 结果判断：总分值3分：患者有营养风险，结合临床，制订营养支持计划。总分值<3分：每周复查营养风险筛查。

参考文献

(1) Kondrup J, Allison SP, Elia M, el. ESPEN Guidelines for Nutrition Screening 2002. Clinical Nutrition, 2003, 22 (4): 415-442

(2) Jiang ZM（蒋朱明），Chen W（陈伟），Zhan WH（詹文华），Jiang H（江华），Cai W（蔡威）et al: Parenteral and enteral nutrition application in China: A survey in 19 hospitals of 13 major metropolitan cities with 15098 Patients by using the Nutrition Risk Screening (2002). Clinical Nutrition, 2007, Supplement 2: 133-134 (Abstract)

